여성호르몬이 살아야 내 몸이 산다

JOSEI-HORMON GATSUKURU KIREINO HIMITSU
by Keiko Matsumura Copyright © 2012 Keiko Matsumura All rights reserved.
Original Japanese edition published by Nagaokashoten, LTD.

Korean translation copyright © 2013 by Isang Media Publishing CO.
This Korean edition published by arrangement with Nagaokashoten, LTD.,
Tokyo, through Honno Kizuna, Inc., Tokyo, and BC Agency

이 책의 한국어 판 저작권은 BC 에이전시를 통한 저작권자와의 독점 계약으로 이상 미디어에 있습니다. 저작권법에 의해 한국 내에서 보호를 받는 저작물이므로 무단전재와 복제를 금합니다.

여성 호르몬이 살아야 내 몸이 산다

마쓰무라 게이코 지음 | 박재현 옮김 | 김정환 감수

이상

여성호르몬이 살아야 내 몸이 산다

2013년 8월 20일 초판 1쇄 인쇄
2013년 8월 30일 초판 1쇄 발행

지은이	마쓰무라 게이코
펴낸이	이상규
편집인	김훈태
펴낸곳	이상미디어
등록번호	209-06-98501
등록일자	2008.09.30
주소	서울시 성북구 하월곡동 196
대표전화	02-913-8888
팩스	02-913-7711
E-mail	leesangbooks@gmail.com
ISBN	978-89-94478-35-7 13510

이 책의 저작권은 저자에게 있으며, 무단 전재나 복제는 법으로 금지되어 있습니다.

차례

0장 당신의 호르몬 균형은 괜찮습니까?

여성들의 호르몬 균형이 중요하다 ... 10

호르몬 진단 결과 알아보기 ... 17

유형별 진단 결과 알아보기 ... 19

1장 여성호르몬에 대한 오해와 편견

여성호르몬의 분비량보다 균형이 중요하다 ... 24

여성호르몬은 20대 후반부터 차츰 감소한다 ... 26

마음이 통하지 않는 섹스에는 호르몬도 없다! ... 28

섹시한 외모와 호르몬 균형의 상관관계 ... 29

건강보조제나 건강식품만으로 충분할까? ... 31

20~30대에도 갱년기 증상이 나타난다? ... 34

생리가 규칙적이면 문제없다고? ... 36

생각처럼 쉽게 임신할 수 없다면…… ... 39

1년에 한 번은 부인과 진료를 받자! ... 40

면역·자율신경·호르몬은 삼위일체 ... 43

2장 잘못된 다이어트를 멈춰라

트랜스 지방산의 과잉섭취에 주의하라! ... 48

활성산소가 쌓이면 노화가 빨라진다 ... 51

패스트푸드와 인스턴트식품에 숨겨진 함정 ... 53

혈당치가 급변하면 호르몬 균형도 무너진다 ... 56

저칼로리 식단 위주의 다이어트를 경계하라 ... 59

샐러드나 주스만으로는 2% 부족하다 ... 61

오늘 고기를 먹었다면 내일은 생선을! ... 65

냉증이 있는 사람은 된장국을 먹어라 ... 66

유제품 과잉섭취는 호르몬 균형을 무너뜨린다 ... 69

밤에는 카페인 섭취를 삼가라	71
미네랄이 호르몬 균형을 잡는다	74
아침식사가 자율신경의 스위치를 켠다	75

3장 호르몬 균형을 무너뜨리는 나쁜 습관

흡연은 난소의 기능을 저하시킨다	80
매일 뜨거운 욕조에 몸을 담가라	82
1분간 서킷 트레이닝으로 냉증을 해소하라	84
휴대전화를 꺼두는 시간이 필요하다	86
건강보조식품은 만병통치약이 아니다	89
미니스커트와 하이힐을 경계하라	92
밤새도록 놀지 못하는 것은 나이 탓일까?	94
수면의 질을 높이는 환경 만들기	97
왜 아침에 개운하게 일어나지 못할까?	99
안티에이징을 위해 필요한 멜라토닌과 성장호르몬	100
지나친 살균은 오히려 면역력을 저하시킨다	103
화학물질에 지나치게 노출되지 않는 생활을!	104

4장 호르몬이 보내는 SOS 신호를 주시하라

생리 시작일과 적정체중을 기억하라!	110
불룩한 뱃살은 에스트로겐 부족 때문이 아닐까?	112
말단냉증과 내장냉증을 방치해서는 안 된다	114
성욕이 저하되면 삶에 대한 의욕도 떨어질까?	118
호르몬 균형이 깨지면 배란장애가 생길 수 있다	120
생리전증후군이 있을 때는 바나나를 먹자	121
스트레스나 피로가 쌓일 때는 헐렁한 바지를 입자	124
여성에게 탈모와 여드름은 왜 생기는가?	126
생리주기와 출혈량의 변화는 호르몬 때문이다	129

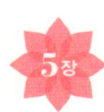

5장 스트레스도 호르몬 균형을 무너뜨린다

되도록 긍정적인 말과 생각을 하라 … 134
'코끼리'를 잊으려면 '기린'을 떠올려라 … 137
'업무 모드'에서 '휴식 모드'로 재빨리 전환하라 … 139
격렬하게 몸을 움직여 코르티솔 분비를 줄여라 … 142
생리주기 중 언제 우울해지는가? … 145
불면증은 뇌와 몸이 보내는 SOS 신호 … 146
입꼬리를 올리기만 해도 면역력이 향상된다 … 149
단순한 반복운동으로 세로토닌을 분비시켜라 … 151
남성호르몬이 활성화되면 균형이 깨진다 … 153
불안감은 호르몬 분비의 지령 전달을 방해한다 … 154
늘 바쁜 사람은 일의 우선순위를 정해라 … 158

6장 하루에 한 가지씩 실천하기

생리주기를 고려한 월간 계획 … 162
1일째 : 따뜻하게 복부(간장) 데우기 … 164
2일째 : 헐렁한 패션에 도전하기 … 165
3일째 : 매운 음식으로 디톡스 … 166
4일째 : 웃음으로 세로토닌 분비 촉진하기 … 167
5일째 : 디톡스를 돕는 골반개방운동 … 168
6일째 : 촉촉한 피부를 위해 욕조에서 팩하기 … 170
7일째 : 생리로 손실된 철분 보충하기 … 171
8일째 : 생리주기에 맞춰 일정을 짜라 … 172
9일째 : 목욕시간을 최대한 활용하기 … 173
10일째 : 오늘 하루는 단것을 먹어도 좋다 … 175
11일째 : 섹시한 속옷을 사러 가자! … 176
12일째 : 미용실이나 피부 클리닉에 가자! … 177
13일째 : 상상·리허설로 연애 이미지 트레이닝 … 178
14일째 : 생선초밥을 먹고 배란일을 맞이하자 … 179

15일째 : 몸이 부을 때는 상온의 물을 충분히 마신다	**180**
16일째 : 기상 시각과 취침 시각은 일정하게!	**181**
17일째 : 오늘은 독서하는 날!	**182**
18일째 : 해초나 버섯으로 미네랄 보충과 변비 해소!	**183**
19일째 : 오늘의 키워드는 식초와 허브	**184**
20일째 : 운동화를 신고 걸어보자	**185**
21일째 : 카페인 감량을 선언하기	**186**
22일째 : 일주일간 설탕 금지령	**187**
23일째 : 칼퇴근 그리고 집에 틀어박히기	**188**
24일째 : 식욕이 당기면 채소를 마음껏 먹자!	**189**
25일째 : 좋아하는 향기와 함께 휴식을!	**190**
26일째 : 피부 관리에 필요한 것은 비타민 B와 비타민 C	**191**
27일째 : 컴퓨터와 휴대전화의 전원을 끈다	**192**
28일째 : 마음껏 울고 감정의 디톡스를!	**193**
한 달 동안 제대로 실천했는가?	**194**
그래도 부족하다면 전문가의 도움을 받자	**195**

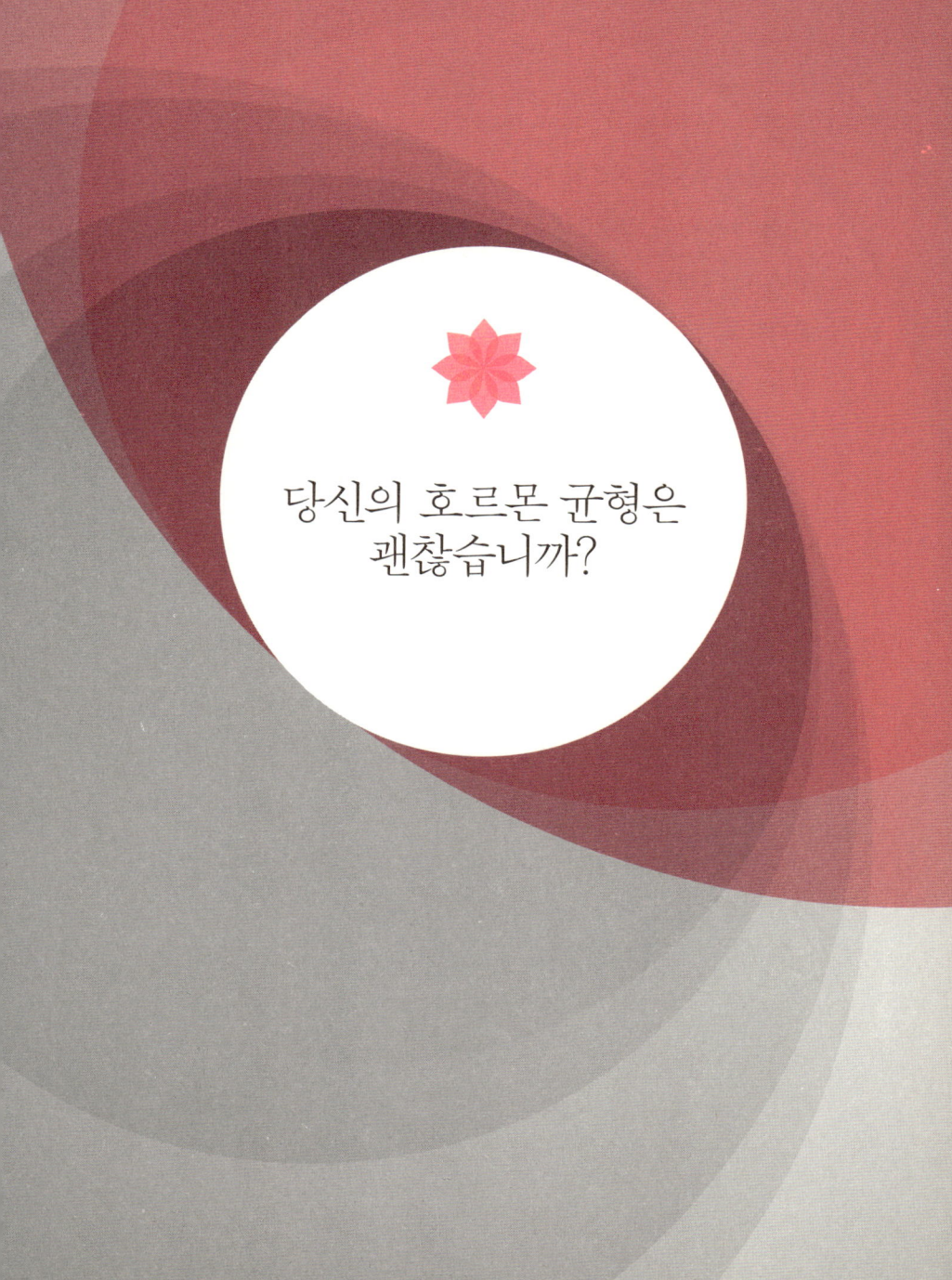

여성들의 호르몬 균형이 중요하다

병원에서 환자를 진찰할 때나 친구와 만날 때 새삼 실감하는 것이 한 가지 있다. 그것은 '여성은 호르몬에 농락당하고 있다'는 것이다. 나 자신도 20대이던 시절에는 호르몬의 작용에 의해 마구 휘둘렸다. 주위 사람들이 나의 생리주기를 눈치 챌 정도였으니 말이다.

　나이를 하나둘 더하면서 나는 자연히 완급을 조절하게 되었고 지금은 비교적 우수한 호르몬 균형을 유지하고 있다고 자부한다. 피부가 푸석하거나 까칠하지 않고 여드름이 나지도 않았을 뿐더러 생리주기에 관계없이 늘 평상심을 유지할 수 있다. 물론 나도 사람이라 때때로 불안하고 짜증도 나지만, 이것은 호르몬의 변화 때문이라기보다 어디까지나 성격상의 문제라고 생각한다. 직장에 다니는 여성들이 겪는 원인을 알 수 없는 몸의 이상 증세, 까닭 없이 엄습해오는 불안은 호르몬 균형에 의한 경우가 많다. 이 책은 여성의 몸에 나타나는 여러 가지 증상, 불안과 짜증 같은 마음의 불균형을 말끔히 해소하도록 도와줄 것이다.

　먼저 당신의 호르몬 균형이 어떤 상태인지, 잘못된 상식을 고

집하고 있지는 않은지 점검해봐야 한다. 당신에게 해당하는 항목을 체크해보자.

- 수준 진단 : A~E에서 체크한 항목을 모두 더하여 진단한다(결과는 17쪽 참고).
- 유형별 진단 : A~E 중에서 체크한 항목이 많은 것이 바로 당신의 유형이다(결과는 19쪽 참고).

각 진단 항목은 각 장에서 목차로 뽑아서 상세히 설명하고 있다. 자신이 해당하는 부분을 체크하고 본문을 읽어나가도록 하자.

체크리스트 A

- [ ] ❶ ▶ 여성호르몬이 많으면 많을수록 좋다고 생각한다.
- [ ] ❷ ▶ 여성호르몬은 자궁에서 분비된다.
- [ ] ❸ ▶ 중년이 되면 여성호르몬이 감소한다고 생각한다.
- [ ] ❹ ▶ 섹스를 하면 호르몬 균형은 좋아진다.
- [ ] ❺ ▶ 고기를 먹으면 호르몬을 보충할 수 있다.
- [ ] ❻ ▶ 여성의 섹시함은 호르몬 균형이 좋다는 증거다.
- [ ] ❼ ▶ 여성으로서 외모를 가꾸지 않으면 호르몬이나 페로몬은 분비되지 않는다.
- [ ] ❽ ▶ 석류, 장미, 대두를 먹으면 여성호르몬 대책은 완벽하다.
- [ ] ❾ ▶ 30대라도 갱년기가 찾아올 수 있다.
- [ ] ❿ ▶ 자신은 호르몬 균형이 좋다고 생각한다.
- [ ] ⓫ ▶ 생리가 규칙적이기 때문에 자신의 건강에는 문제가 없다.
- [ ] ⓬ ▶ 지금은 원하지 않지만 언젠가는 아이를 낳고 싶다.
- [ ] ⓭ ▶ 최근에 부인과 검진을 받은 시점을 기억하지 못한다.
- [ ] ⓮ ▶ 나이 탓이라며 자기 합리화를 할 때가 많다.
- [ ] ⓯ ▶ '호르몬 균형을 잡는다'는 말이 무슨 의미인지 명확히 알지 못한다.

체크 항목 수 (　　　) 개

체크리스트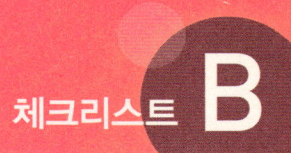

- ☐ ❶ ▶ 빵이나 토스트에 마가린을 발라 먹는다.
- ☐ ❷ ▶ 포테이토칩 같은 기름에 튀긴 과자를 좋아한다.
- ☐ ❸ ▶ 일주일에 세 번은 패스트푸드를 먹는다.
- ☐ ❹ ▶ 편의점 도시락이나 과자, 빵을 자주 먹는다.
- ☐ ❺ ▶ 주스나 탄산음료 같은 설탕 첨가 음료를 자주 마신다.
- ☐ ❻ ▶ 칼로리를 낮춘 다이어트 식품을 즐겨 먹는다.
- ☐ ❼ ▶ 일 년에 서너 번은 지독하게 다이어트를 감행한다.
- ☐ ❽ ▶ 채소는 대부분 샐러드나 주스를 통해 섭취한다.
- ☐ ❾ ▶ 생선보다 고기를 자주 먹는다.
- ☐ ❿ ▶ 된장은 거의 먹지 않는다.
- ☐ ⓫ ▶ 나토(청국장)나 두부는 좀처럼 먹지 않는다.
- ☐ ⓬ ▶ 우유, 요구르트, 치즈 같은 유제품을 좋아한다.
- ☐ ⓭ ▶ 밤에 커피나 홍차를 자주 마신다.
- ☐ ⓮ ▶ 해초는 좀처럼 먹을 기회가 없다.
- ☐ ⓯ ▶ 아침식사는 거의 하지 않는다.

체크 항목 수 (개)

체크리스트 C

- ☐ ❶ ▶ 담배를 피운다.
- ☐ ❷ ▶ 목욕은 욕조에 몸을 담그기보다 대개 샤워로 끝낸다.
- ☐ ❸ ▶ 운동에는 소질이나 취미가 없어서 거의 하지 않는다.
- ☐ ❹ ▶ 휴대전화를 항시 손에서 놓지 않고 침대에 누워서도 만지작거리는 일이 많다.
- ☐ ❺ ▶ 부족한 영양은 건강보조식품으로 보충하고 있기 때문에 충분하다.
- ☐ ❻ ▶ 미니스커트를 자주 입고 5센티미터가 넘는 하이힐을 즐겨 신는다.
- ☐ ❼ ▶ 여행 후나 밤늦도록 놀고 난 뒤에 본래 컨디션을 회복하는 데 시간이 점차 오래 걸린다.
- ☐ ❽ ▶ 잠자리에 들기 전에 늘 컴퓨터나 스마트폰을 사용한다.
- ☐ ❾ ▶ 아침에 일어나는 것이 힘들다.
- ☐ ❿ ▶ 새벽 2시가 넘어 잠자리에 드는 경우가 많다.
- ☐ ⓫ ▶ 수면시간이 하루 5시간 이하다.
- ☐ ⓬ ▶ 밤낮이 뒤바뀌는 날이 꽤 많다.
- ☐ ⓭ ▶ 거의 매일 옷에 탈취 스프레이를 사용한다.
- ☐ ⓮ ▶ 여름철에는 매일 살충제(모기약)를 방에 뿌린다.
- ☐ ⓯ ▶ 세탁할 때는 향료가 들어간 유연제를 다량 사용한다.

체크 항목 수 (개)

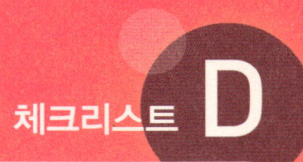

체크리스트 D

- ☐ ❶ ▶ 자신의 신체변화를 일기나 수첩에 적지 않는다.
- ☐ ❷ ▶ 최근 몇 년 동안 체중이 5킬로그램 이상 증가했다.
- ☐ ❸ ▶ 최근에 복부 지방이 눈에 띄게 증가했다.
- ☐ ❹ ▶ 손발이 차고 평균체온이 36도 이하다.
- ☐ ❺ ▶ 나른하고 피로감을 떨쳐낼 수 없을 때가 자주 있다.
- ☐ ❻ ▶ 최근 성욕이 감퇴했다.
- ☐ ❼ ▶ 아이를 갖고 싶은데 좀처럼 임신이 되지 않는다.
- ☐ ❽ ▶ 자주 무턱대고 초콜릿이 먹고 싶을 때가 있다.
- ☐ ❾ ▶ 반복적으로 칸디다 질염*에 걸린다.
- ☐ ❿ ▶ 생리 전에 피부 트러블이 일어난다.
- ☐ ⓫ ▶ 비염 등 알레르기 증상이 강해진다.
- ☐ ⓬ ▶ 빠지는 머리카락이 많아서 머리 감기가 두렵다.
- ☐ ⓭ ▶ 얼굴 라인이나 목, 등에 여드름이 생긴다.
- ☐ ⓮ ▶ 생리혈의 양이 줄었다.
- ☐ ⓯ ▶ 생리가 불규칙해졌다.

*칸디다 질염은 가임기 여성의 절반 이상이 평생 적어도 한 번은 앓는다. 트리코모나스 질염 등과는 달리 성 매개 질환은 아니다. 정확한 원인은 밝혀지지 않았지만 당뇨병, 면역력 약화, 항생제 사용, 임신이나 경구피임약 사용 등에 의한 에스트로겐이 증가한 상태, 유전적 원인 등에 의해 발생할 수 있다. 증상으로는 흰 치즈 같은 질 분비물, 외음부 소양감, 작열감, 성교통, 배뇨통 등이 나타날 수 있다.

체크 항목 수 (개)

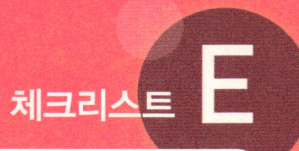

- ☐ ❶ ▶ 일이 끝난 뒤에 아쉬움이나 후회를 자주 느낀다.
- ☐ ❷ ▶ 어떤 문제가 생겼을 때 자신을 책망하곤 한다.
- ☐ ❸ ▶ 감기에 걸려도 대신 일할 사람이 없어 결코 쉬지 못한다.
- ☐ ❹ ▶ 모처럼 쉬는 날에도 온종일 일에 대한 생각뿐이다.
- ☐ ❺ ▶ 남이 한 말이나 행동을 너그럽게 받아들이지 못할 때가 많다.
- ☐ ❻ ▶ 신경질적으로 남을 원망할 때가 많다.
- ☐ ❼ ▶ 한 달에 한 번, 이상하게 마음이 울적해진다.
- ☐ ❽ ▶ 분노 혹은 불안으로 잠들지 못할 때가 있다.
- ☐ ❾ ▶ '화났어?'라는 말을 자주 듣고 있다.
- ☐ ❿ ▶ 집중력이 떨어져 멍할 때가 있다.
- ☐ ⓫ ▶ 한밤중에 깨거나 이른 아침에 깰 때가 있다.
- ☐ ⓬ ▶ 경쟁이 치열한 직장에서 늘 승부욕에 불타곤 한다.
- ☐ ⓭ ▶ 해고당하는 것은 아닌지 겁먹은 채로 일하고 있다.
- ☐ ⓮ ▶ 이 일은 내 적성에 맞지 않다고 생각하면서 일한다.
- ☐ ⓯ ▶ 마감이나 납기 시한에 쫓기는 일을 하고 있다.

체크 항목 수 (개)

호르몬 진단 결과 알아보기

앞의 다섯 가지 진단 결과에서 얻은 항목 수를 모두 더해보자. 그 점수를 바탕으로 당신의 호르몬 균형의 수준을 살펴보자.

0~10점 : 우수한 호르몬 균형의 소유자!

호르몬 균형이 좀처럼 흐트러지지 않는 건강한 생활을 보내고 있다고 할 수 있다. 당신은 훌륭한 '호르몬 균형 미인'이다. 만일 뭔가 부족하다고 느끼고 있다면 유형별 진단에 그 힌트가 숨어 있을지도 모른다. 상대적으로 많은 항목을 체크한 유형의 진단을 참고하여 더욱 아름답고 건강한 호르몬 미인이 되도록 노력하자.

11~30점 : 양호한 호르몬 균형의 소유자!

약간의 이상 증세나 트러블이 있지만 적은 노력으로 간단히 회복할 수 있는 상태다. 먼저 체크한 항목을 다시 한 번 보자. 당신의 나쁜 습관이나 근거 없는 과신, 편견이 호르몬 균형을 무너뜨리는 요인이기 때문이다. 지금부터 리셋하면 5년 뒤, 10년 뒤에는 많은 고민이 해소되어 건강하고 즐거운 인생을 보내게 될 것이다.

31~50점 : 호르몬 균형이 무너진 상태!

몸에 여러 가지 문제가 있는 상태이며 어느 것 하나만을 꼽을 수 없다. 증상이 명확히 드러나지 않았다고 할지라도 호르몬 균형이 무너지기 일보직전에 놓여 있을 가능성도 있다. 너무 바빠서 여유시간을 낼 수 없다며 자꾸 미루기만 할 것이 아니라, 자신의 호르몬 균형이 어떤 상태에 있는지 꼼꼼히 점검해볼 필요가 있다. 6장에서 소개하는 '한 달 동안 실천 리스트'를 참고하여 단 한 가지라도 좋으니 호르몬을 의식한 생활습관을 만들어보자.

51점 이상 : 호르몬 균형이 완전히 무너져 위태로운 상태!

체크한 항목이 이 정도라면 상당히 위험한 상태이다. 이미 호르몬 균형이 무너져 일일이 꼽을 수 없을 만큼 많은 신체적 이상 증세가 나타나고 있을 것이다. 이 단계에 이르렀다면 혼자만의 힘으로는 증상을 개선하기 어렵다. 부인과를 찾아가 전문의의 진찰을 받아보는 것이 바람직하다. 호르몬 균형을 위한 구체적인 개선방법을 제시해줄 것이다.

유형별 진단 결과 알아보기

앞의 다섯 가지(A~E) 진단지에서 가장 많은 점수를 받은 것이 당신의 유형이다. 체크한 수가 동일한 경우에는 두 가지 유형을 모두 참고하자.

A 유형 : 무자각·무관심·편견이 문제 → 1장 참고

무엇보다 호르몬에 관한 지식이 부족하다. 호르몬 자체의 성질이나 구조를 이해하지 못한다는 것이 문제다. 초보적인 기본지식을 알아야 한다.

B 유형 : 식생활·식습관이 문제 → 2장 참고

호르몬 균형에 악영향을 미치는 식생활을 하고 있다. 하루하루의 식생활이 쌓이면 호르몬 균형을 좌우하는 큰 요인이 된다. 무엇보다 호르몬을 생성하는 시스템을 확고히 갖추자. '이것만 먹으면 되는' 기적의 음식은 없다는 사실도 명심하자.

C 유형 : 잘못된 생활습관·버릇이 문제 → 3장 참고

일상의 습관이나 버릇, 생활태도나 취미에도 호르몬 균형을 악화시키는 요인이 잠재되어 있다. '지나친 것은 부족한 것만 못하다'는 격언이 있듯이 대부분 적당히 하는 것이 좋은데, 그중에는 호르몬 균형을 직접적으로 무너뜨리는 요인도 있다.

D 유형 : 약간의 증상이 이미 나타난 상태 → 4장 참고

약간의 이상 증세가 이미 나타났다는 것은 호르몬 균형이 흐트러져 있다는 증거다. 지금 마음에 걸리는 증상이 일시적인 것이라면 이 책으로 충분히 개선할 수 있다. 하지만 월 단위, 연 단위로 증상이 계속 이어진다면 산부인과를 찾아가 정확한 진단을 받아보는 것이 좋다.

E 유형 : 지나친 불안·스트레스가 문제 → 5장 참고

자각하지는 못해도 '스트레스 과잉상태'가 원인으로 작용하여 호르몬 균형이 무너진 상태일 가능성이 높다. 성실한 사람, 신경질적이고 완벽주의자에게 많이 나타나며 자신과 솔직히 마주서지 못하고 도망치는 사람도 여기에 속한다. 스트레스의 원인이 무엇인지 밝히고 제거해야 한다.

첫째도 잠, 둘째도 잠!
호르몬 균형을 유지하기 위해서 내가 반드시 지키는 생활 원칙이 한 가지 있다. 그것은 '잠을 잘 자는 것'이다. 아무리 바빠도, 회식 약속이 있어도, 수면시간만큼은 반드시 확보한다. 술도 좋아하고 식생활이 불규칙하기도 하지만 무엇보다 수면의 '질과 양'을 중요하게 생각한다.

스트레스가 쌓이거나 어떤 문제로 망설일 때도 일단 하룻밤을 푹 자고 일어난다. 그러면 다음날 아침에는 놀랍게도 스트레스가 별것 아닌 것처럼 느껴지고, 결단을 내리지 못하고 망설이던 일의 명쾌한 답도 찾을 수 있다.

'남이 어떻게 생각할까'를 신경 쓰기보다는 자신의 마음의 소리, 몸이 들려주는 신호에 귀를 기울이자. 가장 효과적으로 많은 문제를 해결해주는 것이 바로 '잠'이다.

여성호르몬에 대한 오해와 편견

여성호르몬의 분비량보다 균형이 중요하다

여성호르몬에는 크게 두 종류가 있다. 하나는 에스트로겐, 다른 하나는 프로게스테론이다. 에스트로겐은 '미(美)의 호르몬'이라는 별칭으로 불리며, 피부나 머리카락의 신진대사를 촉진하고 탄력이나 광채를 유지해준다. 가슴을 풍만하게 하고 허리를 가늘게 조여주어 S라인의 여성스러운 몸매를 만드는 것도 에스트로겐의 작용이다. 한편 프로게스테론은 '엄마의 호르몬'이라 불린다. 자궁내막을 두툼하고 폭신하게 만들고 체온을 높이는 등 임신을 유지하기 위한 작용을 한다. 프로게스테론의 작용이 강하게 나타나면 피지 분비를 촉진하고 변비를 유발하는 등 미용에 좋지 않은 영향을 미치기도 한다.

이 두 가지 작용만을 비교하면 에스트로겐이 각광을 받는 현실은 어쩔 수 없다. 여성 잡지에서 대대적으로 다뤄지는 내용도 대개 에스트로겐에 대한 것이다. 그러나 단순히 에스트로겐의 분비량만을 증가시키면 좋을까?

에스트로겐에는 유방암이나 자궁암의 발병 가능성을 높이는 위험 요소도 있다. 여성을 더욱 아름답게 만들어주는 작용이 있는 반면 심각한 질병을 촉진시키는 악영향을 끼치기도 한다. 이 에스트로겐의 폭주를 멈추고 부정적인 작용을 해소하는 것이 프로게스테론이다. 결국 에스트로겐만 증가한다고 해서 좋은 것은 아니다. 에스트로겐과 프로게스테론의 균형이 적절하게 유지되어야 이상적인 상태라 할 수 있다.

그런데 현대 여성의 호르몬 균형은 에스트로겐이 우위에 서는 경향이 매우 두드러진다. 이런 현상은 현대 여성이 좀처럼 임신이나 출산을 하지 않으려 하기 때문에 나타난다. 임신하면 몸은 자연히 프로게스테론 우위의 상태가 되는데, 만약 임신을 하지 않고 있으면 에스트로겐이 우위가 되어 여러 가지 폐해가 나타날 수도 있다.

또한 과도한 스트레스나 잘못된 다이어트 탓으로 에스트로겐이 우위에 서기도 한다. 에스트로겐과 균형을 이루어야 할 프로게스테론이 적절히 분비되지 않으면 호르몬 균형은 더욱더 악화된다. 20대부터 마흔을 앞둔 세대에게 각종 이상 증세가 나타나는 원인은 대부분 여성호르몬의 부족 때문이 아니라 에스트로겐과 프로게스테론의 불균형한 분비 때문이다.

의외로 여성호르몬이 어디서 분비되고 있는지 모르는 사람이 많다. 자기관리를 철저히 하는 전문직 여성들조차 '호르몬은 자궁에서 분비된다'고 생각할 정도로 호르몬에 대한 관심 수준은 매우 낮다. 여성호르몬은 난소에서 분비된다. 난소에서 분비되어 혈액을 타고 타깃이 되는 장기(주로 자궁)로 향한다. 자궁은 여성호르몬에 의해 반응하는 장기일 뿐이며 분비에는 관여하지 않는다.

'여자는 자궁으로 생각한다'라는 비유적인 표현이 있을 정도로 자궁은 여성을 상징하는 경우가 많지만 실제로는 단순한 근육 주머니에 불과하다. 물론 임신·출산 시에는 중요한 역할을 맡지만, 여성호르몬에 초점을 맞춘다면 그 주인공은 단연코 난소라 할 수 있다.

여성호르몬은 20대 후반부터 차츰 감소한다

나이가 들면서 여성호르몬의 분비량은 줄어든다. 그렇다면 언제부터 줄어들까? 의외로 중년이 되기 훨씬 전부터 여성호르몬의 분비량은 줄어들기 시작한다.

여성호르몬의 분비량이 최고의 절정을 맞이하는 시기는 20대 후반이다. 이 시점부터 난소의 예비력은 조금씩 저하되어 생각했던 것보다 이른 시기에 여성의 몸은 내리막길을 걷기 시작한다. 그리고 38살 즈음이 되면 난소가 노화하기 시작한다! 이것은 비정상적인 상태가 아니라 지극히 정상적인 인간의 신체 변화이자 노화 현상이다.

만약 '서른이 넘었음에도 불구하고 나는 여전히 젊다!'고 생각한다면 그것은 큰 착각에 불과하다. 실제로 느끼는 것보다 여성호르몬의 분비는 30살을 넘으면 가차 없이 저하된다. 이런 점을 고려한다면 여성의 경우 결혼 적령기는 30살 이전이며 임신과 출산에 최적인 연령도 20대 후반이라고 할 수 있다. 최근에는 여성의 결혼 평균 연령과 초산 연령대가 갈수록 높아지고 있는데 이는 생물학적 측면에서 결코 바람직하지 않다. 여성의 호르몬 분비가 왕성한 시기에 임신하고 출산하는 것이 이상적이기 때문이다.

결혼 연령이 높아짐에 따라 고령인 40~50대에도 아이를 갖으려고 하는 여성도 증가하고 있다. 물론 최신 의료기술로 얼마든지 가령(加齡) 현상을 거슬러 임신과 출산이 가능하지만, 역시 자신이 가진 호르몬이 부족하다면 임신·출산을 위한 조건으로는 치명적이라고 할 수 있다. 여성호르몬의 절정은 20대 후반이다!

이 시기 이후부터는 차츰 줄어든다는 사실을 반드시 기억해두자. 물론 생활습관이나 식생활로 얼마든지 그 저하 속도를 늦출 수 있다.

마음이 통하지 않는 섹스에는 호르몬도 없다!

'섹스로 아름다워진다'는 말을 철석같이 믿는 사람들이 있지만 사실 그렇지는 않다. 섹스로 호르몬 분비를 촉진시킨다고 말할 수 있지만 유감스럽게도 여성호르몬은 그렇게 단순하지 않고, 실제로 있을 수 없는 이야기다.

여성호르몬 분비를 위해 억지로 섹스를 하지 않아도 된다. 수면시간을 줄이면서까지 애정이 없는 상대와 할 필요는 없다. 즐겁고 행복한 상태에서 상대와 교감을 충분히 할 수 있는 기분 좋은 섹스가 아니라면 오히려 스트레스가 될 뿐이다. 스트레스는 호르몬 균형을 무너뜨리는 원인이 된다.

자주 섹스를 해도 호르몬 균형이 나쁜 사람이 있는가 하면, 섹스 횟수는 적어도 호르몬 균형이 양호한 사람도 있다. 이처럼 사람마다 제각기 다르기 때문에 타인과 비교하거나 억지로 하기 싫은 섹스를 하려는 노력은 무의미하다.

그런데 우리는 의외로 '타인에게 보이는 자신의 모습'을 중요하게 생각하는 경향이 있다. 남들이 어떻게 보든지 자신이 좋으면 그만이지만 타인의 시선과 잣대로 여러 가지 것들을 생각한다. 자신에게 좋은 섹스, 스트레스가 되지 않는 섹스는 무엇일까? 자신의 관점에서 생각하는 것이 바람직하다.

섹시한 외모와 호르몬 균형의 상관관계

가슴이 풍만하거나 S라인의 몸매로 스타일이 좋은 외모는 호르몬 균형과 어떤 연관성이 있을까? 거의 연관성이 없다. 허리 : 엉덩이의 비율이 0.7 : 1 정도 되는 잘록한 몸매의 여성은 호르몬 균형이 좋다고 하지만, 건강하지 못한 생활을 하거나 냉증을 재촉하는 생활을 하면 아무리 섹시해 보이는 여성이라도 호르몬 균형은 무너지고 만다.

그렇다면 호르몬 균형이 양호한 사람들은 어떤 외모를 가지고 있을까? 외모로 살펴보자면 피부나 머리카락의 탄력이나 광택이 좋은 편이다. 결코 얼굴 생김새나 몸매가 아름답다고 해서 호르몬 균형이 좋을 것이라고 단정 지어서는 안 된다. 또한 활기에 넘치고 발랄하며 긍정적 에너지를 주위에 선사하는 여성은 '호르몬 미인'이라고 말할 수 있다. 화장이나 의상으로 만들어내는 아름다움이 아니라 내면이 자아내는 아름다움이다.

그렇다면 어떻게 해야 호르몬 균형을 바로 잡고 여성으로서 진정한 아름다움을 키울 수 있을까? 여성으로서 외적인 아름다움을 가꾸는 데 열성을 쏟는다고 해서 저절로 호르몬이 분비되고 균형을 이루는 것은 아니다.

예컨대 외적인 아름다움만을 위해 미니스커트를 입거나 하이힐을 신는 데 애를 쓴다고 여성으로서 진정한 아름다움이 생길까? 하이힐은 혈액순환 장애를 일으키는 가장 큰 원인이다. 발끝에 집중적으로 체중이 실리기 때문에 균형을 잡기 위해 자연히 무게중심은 뒤쪽으로 쏠리게 되고 매우 부자연스러운 자세가 된다. 이로 인해 하반신의 혈액순환이 순식간에 악화된다. 물론 골반 부위의 체온을 떨어뜨리는 미니스커트도 좋을 리 없다. 건강을 해치면서까지 아름다워지려고 한다면 그것은 주객이 전도된 것이다. 여성으로서 아름다움은 기본적으로 건강한 신체에서 시작된다.

간혹 여성의 매력을 위해 페로몬이 많이 발산되어야 한다고 생각하는 사람들이 있는데 이는 일종의 '환상'이다. 원래 페로몬은 동물끼리 의사전달을 하기 위해 발산되는 냄새물질이다. 발정기나 위험을 알리기 위한 신호물질인 셈인데, 인간은 언어로 커뮤니케이션이 가능하기 때문에 굳이 페로몬을 발산할 필요성이 없다. 페로몬을 알아차리는 기관도 퇴화했기 때문에 페로몬에 대한 집착은 인간에게는 적합하지 않다. 이성에 대해 약간의 유인효과가 있기는 하지만 모든 이성이 페로몬에 반응하는 것은 아니다.

건강보조제나 건강식품만으로 충분할까?

장미는 여성호르몬, 특히 에스트로겐을 활성화시키는 작용을 한다고 한다. 아로마 테라피에 사용되기도 하니 유효성은 이미 입증되어 있다. 그러나 이것만으로 충분하다고 말할 수는 없다. 석류나 대두에도 여성호르몬 물질이 들어 있다고 하여 건강보조제나 건강식품에 많이 사용되고 있다. 그러나 무턱대고 먹는 것은 결코 권할 만한 일이 아니다.

젊을 때는 건강보조제나 건강식품으로 보충하기 전에 자신이 가지고 있는 본래의 호르몬을 어떻게 균형적으로 분비할 것인지에 대해 생각해야 한다. 개선을 위한 어떤 노력도 하지 않고 무턱대고 건강보조제에 의존하는 것은 바람직하지 않다.

또한 건강보조제 중에는 섭취량에 제한을 두는 것들이 있다. 예컨대 대두 이소플라본의 경우 건강보조제로 먹을 수 있는 최대량은 하루 30밀리그램까지다. 건강보조제로 손쉽게 먹을 수 있다는 이유로 과잉섭취하면 그로 인한 폐해를 초래할 수 있기 때문이다.

건강보조제의 과잉섭취로 인해 외부에서 호르몬 양(樣)물질을 보충하면 우리 몸속의 호르몬 수용체가 오히려 둔해질 수 있다. 자신의 몸에서 생성된 호르몬과는 다른 '거짓 호르몬'에 농락당해 결과적으로 호르몬 균형이 무너질 수 있다는 것이다. 석류는 건강보조제나 주스로 시판되고 있는데, 여기에는 여성호르몬 양 물질이 포함되어 있지 않다는 조사 결과도 있어 그 효과가 의문시되고 있다.

결국 여성호르몬을 보충하기 위해 건강보조제나 건강식품만 먹는 것은 완벽하다고 말할 수 없다. 자신이 갖은 호르몬의 양이 감소한 50대 이상의 여성에게는 나름의 효과를 기대할 수 있지만, 아직 젊은 20~30대 여성들이 건강보조제나 건강식품에 전적으로 의존하는 태도는 바람직하지 않다.

건강보조식품 못지않게 곱창이나 돼지껍데기 같은 음식을 통해 여성호르몬을 보충할 수 있다고 믿는 사람들이 있다. 그러나 여성호르몬과는 전혀 별개의 것이다. 여성호르몬의 원료는 콜레스테롤인데, 콜레스테롤이 풍부한 부위를 먹으면 여성호르몬의 원료를 공급해줄 수는 있다. 하지만 호르몬 생성시스템이 원활하게 기능하지 않는 상태에서 원료만을 섭취한다고 해서 호르몬이 순조롭게 만들어지는 것은 아니다.

그런데 어째서 곱창이나 돼지 껍데기를 먹으면 호르몬 분비가 왕성해진다는 편견이 널리 퍼진 것일까? 여기에는 아마도 여배우나 탤런트가 전략적으로 '육식은 여성호르몬의 분비를 왕성하게 만든다'는 잘못된 믿음을 만들어냈기 때문이다. 일본에서 초식남과 함께 유행한 '육식녀'라는 말이 만들어낸 이미지도 여기에 한몫 했을지 모른다.

당연히 여성들이 고기를 먹는 모습에서 느껴지는 섹시함 또한 근거 없이 만들어진 허상일 뿐이며 실제로 호르몬 균형과는 무관하다. 오히려 지나친 육식섭취는 문제가 된다. 장내환경을 악화시켜 대장암을 일으킬 가능성을 높이는 등 육식은 여러 가지 폐해를 낳기 때문이다.

20~30대에도 갱년기 증상이 나타난다?

잡지나 텔레비전의 영향 탓인지 20~30대 여성들이 자주 '갱년기'라는 말을 입에 올리고 있다. 분명 그들의 증상은 갱년기 증상과 비슷한 경우가 많다. 주로 열이 오르고 안면홍조, 가슴 두근거림, 불안 같은 증상이 나타나는데, 이를 유사갱년기 증상이라 말한다.

여기서 알아둬야 할 것은 여성호르몬 분비에 관한 메커니즘이다. 사실 여성호르몬은 뇌와 난소의 연계 시스템에 의해 분비된다(다음 페이지 그림 참조).

40~50대의 갱년기는 난소에서 시작된다. 뇌의 시상하부가 지

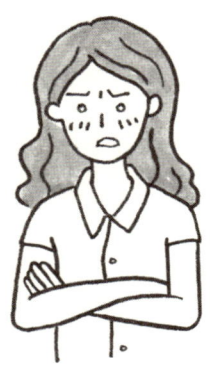

유사갱년기
스트레스가 원인이며 뇌의 시상하부에서 시작된다

시상하부
↓ 지령
뇌하수체

피드백   지령

뇌와 난소의 관계
여성호르몬은 뇌의 시상하부에서 내려진 지령에 따라 난소에서 분비된다. 체내의 여성호르몬은 항상 뇌의 피드백을 받아 증감을 조절한다.

난소

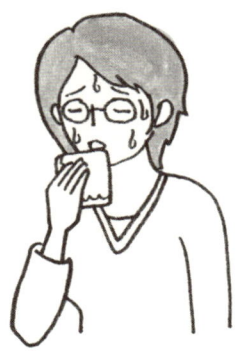

본격적 갱년기
난소의 노화가 원인이며 난소에서 시작된다

령을 내려도 난소가 노화된 탓으로 제대로 응답하지 못한다. 이로 인해 뇌는 혼란에 빠지고 호르몬이나 자율신경의 균형이 무너진다. 일반적으로 이런 현상은 45~55세 사이에 일어난다. 한편 유사갱년기는 뇌의 시상하부에서 시작된다. 스트레스나 불규칙한 생활 때문에 시상하부가 위험에 처하고 호르몬 분비를 위한 지령을 순조롭게 내리지 못해 자율신경 균형도 무너지고 만다. 결국 20~30대에도 갱년기 증상과 동일한 증상이 나타나지만 그 메커니즘은 완전히 다르다.

생리가 규칙적이면 문제없다고?

'나는 끄떡없다'며 근거 없는 자신감을 가지는 여성들도 많다. 그런 사람들에게 물으면 이렇게 말하곤 한다. "밤을 새워도 끄떡없어요. 비록 불규칙한 생활을 하고 있지만 문제없이 지내고 있어요. 제가 체력 하나는 좋거든요." 신체적 이상 증세가 없고 건강에 자신있다고 정말 호르몬 상태가 균형 잡혀 있을까?

사실 이런 사람들은 하나만 알고 둘은 모르는 어리석은 부류다. 우리 몸은 모든 기관과 기능이 서로 긴밀하게 연관되어 있다. 어느 한 쪽의 기능에 이상이 생기거나 무리가 가해지면 다른 곳에 영향을 미친다. 더욱이 아무런 이유 없이(자신은 모르지만 몸은 그 원인을 분명 알고 있다!) 몸 상태가 좋지 않다면 호르몬 균형의 붕괴 때문일 수 있다. 원인을 모르면 아무래도 신체적 이상 증세에 둔감해질 수밖에 없다. 이런 상태가 지속되면 나중에 더 큰 질병으로 발전할 수 있다.

불규칙한 생활을 계속 이어가면 호르몬 균형이나 자율신경이 흐트러지고 그것은 고스란히 몸에 축적된다. 그렇게 오랜 세월에 걸쳐 쌓이면 증상으로 나타나고 질병이 될 수 있다.

생리가 규칙적이라면 호르몬 균형이 정상이라고 생각하는 사람들이 많다. 하지만 반드시 그런 것만은 아니다. 생리는 호르몬 균형을 파악하는 지표 중 하나로 반드시 규칙적이어야 한다. 그러나 생리가 규칙적이어도 건강하지 않을 수 있다. 기본적으로 생리주기를 잘못 알고 있거나 정상적인 생리주기에 대해 모르는 사람도 많다.

먼저 주기를 세는 방법에 대하여 알아보자. 생리가 시작된 날이 첫째 날이다. 생리주기란 생리를 시작한 날로부터 다음 생리를 하는 전날까지의 일수를 말한다. 의학적으로 정상적인 생리주기는 대개 25~38일이다. 이전 생리 첫날부터 세어 26~39일째에 다음 생리가 시작되면 정상으로 간주해도 좋다. 일주일 정도 생리가 앞당겨지거나 늦춰져도 문제는 없지만, 그 이상으로 간격이 벌어지는 경우에는 부인과 진단을 받아보는 것이 좋다.

비록 생리가 규칙적이라고 해도 출혈량이 적거나 출혈기간이 짧은 경우 혹은 생리 전에 두통이나 다른 이상 증세가 있다면 호르몬 균형이 양호하다고 말할 수 없다. 무엇보다 위험한 것은 의식의 문제다. 스스로 건강하다고 생각하는 사람은 개선책이나 치료법을 좀처럼 따르지 않는다. 생활습관을 바르게 고칠 필요가 있다고 조언해도 조금도 위기감을 느끼지 않기 때문에 좀처럼 실천으로 옮기지 않는다.

호르몬 균형이 나쁘다는 것은 명백한 증상으로 병이 나타나기 일보 직전에 있다는 신호로 받아들여야 한다. 그리 불편하지 않다는 이유로 증상을 방치하면 그 결과는 반드시 큰 부메랑이 되어 돌아오고 만다.

생각처럼 쉽게 임신할 수 없다면……

여성호르몬은 생각보다 이른 시기(20대 후반)부터 분비량이 감소한다. 게다가 호르몬 균형이 무너진 상태를 개선하려는 노력 없이 오랫동안 그대로 방치하면 나중에 엄청난 결과로 되돌아올 수 있다. 현재의 결혼 평균 연령을 감안하면 임신이 원하는 시기에 제대로 되지 않아 고민하는 여성이 많을 수밖에 없다.

에스트로겐과 프로게스테론이 조화롭게 균형을 이룰 때에 비로소 임신이 가능해진다. 아기를 원해도 호르몬 분비가 원활하지 않거나 호르몬 균형이 무너진 상태에서는 임신이 잘 되지 않는다. 게다가 호르몬 불균형이 오랜 세월 이어질수록 임신 가능한 상태로 회복하는 데 더 많은 시간이 소요된다. 흔히 생각하듯 언제든 마음만 먹으면 임신할 수 있는 것은 아니다.

일이 바빠서, 상대가 없어서, 아이 키우기가 힘들어서 요즘 여성은 임신에서 자꾸만 멀어지는 경향이 있다. 많은 여성은 어쩔 수는 현실 속에서 '지금은 상황이 허락하지 않지만 훗날 결심이 서면 언제든 임신할 것'이라 막연히 생각한다. 그러나 이런 생각은 더욱 임신을 어렵게 만든다. 임신을 할 수 있다는 것은 신의 축복이다. 그렇다고 최대한 빨리 아기를 낳으라고 채근하는 것은 아니다. 그러나 지금부터라도 의식적으로 여성호르몬을 인식하고 호르몬 균형을 정돈해둬야 할 필요가 있다. 무관심한 탓으로 호르몬 불균형이 더욱 심해지면 예기치 못한 난임 선고를 받고 훗날 때늦은 후회를 하게 될지도 모른다.

1년에 한 번은 부인과 진료를 받자!

일 년 이내에 부인과 검진을 받고 정확한 일자를 기억해내지 못하는 경우라면 특별히 문제되지 않는다. 그러나 '몇 년간 한 번도 검진을 받은 적이 없다' 혹은 '지금껏 부인과 검진을 받은 적이 한 번도 없다'고 말하는 사람들은 심각하게 반성해야 한다. 비록 몸에 이상 증세가 나타나지 않아도 여성이라면 일 년에 한 번은 부인과 검진을 받는 것이 좋다. 자신의 호르몬 균형이 어떤 상태에 있는지를 알 수 있고 질병의 조기 발견이나 건강관리에도 도움이 된다. 가능하다면 자궁경부암 검사도 함께 받는 것이 좋다.
유방암 검사는 연령에 따라 검진의 권장 내용도 달라진다. 유선이 발달한 20~30대에는 연간 1회 초음파 검사나 촉진을 받는 것이 좋다. 유방조영술(X선을 이용한 유방암 검진)에 대해서는 40대 이후에 하는 것이 좋다. 이것도 빈번히 받을 필요는 없지만 검사 결과에 따라서 적절한 검사 빈도를 확인해야 한다(단, 가족 중에 유방암 진단을 받은 사람이 있다면 검사는 일 년에 한 번 정도 받는 것이 좋다).

회사에 다니는 사람이라면 연간 1회는 회사에서 건강진단을 받을 기회가 있다. 부인과 검진이 있다면 추가비용을 내더라도 놓치지 말고 꼭 받도록 하자. 만일 부인과 진단이 없다면 자기부담으로 일 년에 한 번은 검사받도록 하자. 부인과 진단은 질병의 조기발견과 예방이라는 목적뿐 아니라 진정한 의미에서 자신의 몸과 대면할 수 있는 절호의 기회이기 때문이다.

특히 30대 후반부터 40대 전반의 여성 중에는 몸에 이상 증세가 나타나면 나이를 핑계로 삼는 사람이 많다. 금방 피로감에 녹초가 되고 생리가 불규칙해지는 현상이 나타나는데도 대수롭지 않게 여기고 아무런 조치를 취하지 않는다. 이런 일련의 신체적 변화를 모두 나이가 들면서 나타나는 자연스러운 가령 현상으로 치부해버리지 말고 반드시 검진을 받는 습관을 들여야 한다.

몸에 나타나는 이상 증세를 나이 탓으로만 돌리는 것은 분명 문제가 있다. 혹시 필요 이상으로 여성호르몬이 황폐해지는 생활을 보내고 있지는 않은가? 한창 일할 나이에 나이 탓을 하는 것은 이른 감이 없지 않다. 냉철하게 말하면, 나이 탓을 하며 자기 합리화를 하고 위험한 질병을 방치하고 있는 것은 아닐까?

에스트로겐은 평생 티스푼 하나 정도밖에 분비되지 않는다. 매우 적은 양이지만 이것이 체내에서 매일 꾸준히 생성되는 것이 중요하다. 나이 탓이라며 여성호르몬을 생성하는 건강한 생활을 게을리 한다면 티스푼 하나는커녕 이보다 훨씬 적은 양으로 감소하고 만다.

50대가 되면 확연히 여성호르몬의 분비량은 줄어든다. 그 이전에 건강하지 못한 식사나 생활로 호르몬 균형이 무너지면 갱년기 증상을 앞당기는 결과를 초래할 수 있다. 그래서 30~40대부터 호르몬의 균형에 신경 쓰고 정기적인 검진을 받아야 하는 것이다.

면역·자율신경·호르몬은 삼위일체

여성호르몬은 피부나 머리카락에 탄력과 광채를 더해주며, 임신·출산에도 반드시 필요한 물질이다. 즉 여성호르몬은 여자의 일생에서 매우 중요한 물질이다. 이 같은 설명을 듣고도 어떤 의미인지 명확히 알지 못하는 사람도 있는데, 호르몬 균형을 정돈하는 것이 얼마나 중요한지 살펴보자.

인체는 생명유지를 위해 몇 가지 시스템을 연동하고 있다. 그 중에서 가장 중요한 세 가지는 면역, 자율신경, 호르몬이다.

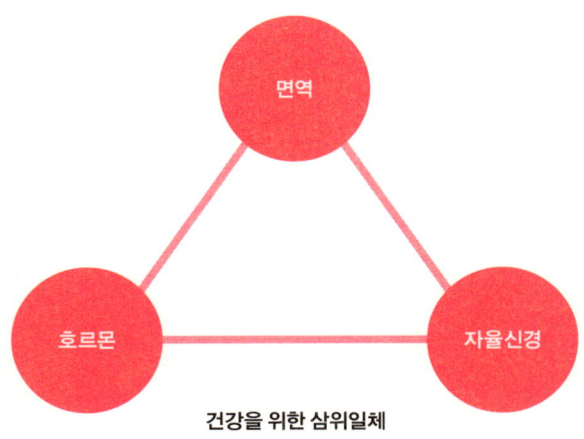

건강을 위한 삼위일체

면역은 바이러스나 세균으로부터 몸을 지키는 방어 시스템으로 감염증이나 암 같은 질병으로부터 몸을 보호한다. 자율신경은 교감신경과 부교감신경의 균형으로 성립된다. 체온이나 심박을 유지하거나 수면이나 소화기능을 관장하는 등 생명을 유지하는 데 필수적인 기능을 맡는다.

호르몬은 체내에서 만들어지는 화학물질로, 여성호르몬 외에도 우리 몸속에는 백 여 종류의 호르몬이 생성되고 있다. 몸이 원활히 기능하도록 특정 장기를 움직여 여러 가지 역할을 하도록 돕는다. 여성호르몬이 주로 작용하는 곳은 자궁, 유방, 뼈다.

면역, 자율신경, 호르몬이 토대가 되어 원활히 기능할 때 비로소 우리 몸은 건강한 상태를 유지할 수 있다. 바꿔 말하면, 어느 한 곳의 균형이 깨지거나 원활히 기능하지 못하면 다른 두 곳에도 나쁜 영향을 미친다. 결국 호르몬 균형이 깨지면 면역력이 저하되거나 자율신경의 균형이 무너지는 악순환을 일으키고 만다. 그 결과로 몸 곳곳에서 이상 증세가 나타나고 심각한 질병을 키우기도 한다.

여성호르몬의 균형을 유지하는 생활이 왠지 성가시다는 생각을 하는 사람도 있을 것이다. 그런 사람은 호르몬 균형을 정돈하기 위한 단 한 가지 생활습관을 실천에 옮겨보는 것도 좋다. 모든 것을 한꺼번에 바꾸기란 쉽지 않다. 호르몬 균형을 위한 작은 실천이 연쇄적으로 작용하여 면역력이나 자율신경도 좋은 방향으로 이끌어준다면 덤을 얻은 듯한 기분이 아닐까?

    생활 전반을 모조리 바꾸라고 말하는 것이 아니다. 직장에 다니는 바쁜 현대 여성에게 무리한 변화를 강요하는 것 자체가 스트레스가 되어버리기 때문이다. 우선은 호르몬에 대한 제대로 된 인식을 가져야 한다. 호르몬에 대한 기초 지식을 쌓고 나서 자신의 호르몬 균형이 어떤 상태에 있는지 자신의 몸과 두려움 없이 마주하려는 마음가짐을 가져야 한다.

턱에 수염이 났는데…… 혹시 남성화?

턱이나 코 밑 솜털이 묘하게 짙어지거나 2~3가닥 굵은 수염이 났다면 어떻게 해야 할까? 이런 고민을 안고 있는 여성이 의외로 많다. 이것은 남성호르몬의 작용에 의해 나타난다. 다행히 남성화한 것이 아니라 여성호르몬의 균형이 무너져 상대적으로 남성호르몬의 작용이 강해졌기 때문이다. 또 스트레스가 쌓이거나 불규칙한 생활을 계속하면 남성호르몬이 활성화되어 털이 나거나 여드름이 생기기도 한다. 코 밑, 턱, 가슴, 등, 배꼽 아래는 '체모가 짙은 부위'로 남성호르몬의 작용이 쉽게 표출된다. 이런 증상은 호르몬 균형이 나빠졌다는 신호로 파악하자.

잘못된 다이어트를 멈춰라

트랜스 지방산의 과잉섭취에 주의하라!

10여 년 전 즈음에 '식물성 지방은 몸에 좋다'는 말이 유행했다. 동물성 지방보다도 식물성 지방이 건강에 좋다는 믿음이 은연중에 있었기 때문이다. 가장 대표적인 예가 마가린이다. 버터보다 저지방이며 콜레스테롤도 낮은 식물성 유지인 마가린은 귀하게 여겨졌다. 지금도 빵에 마가린을 듬뿍 발라 먹는 사람들도 많다. 그러나 식물성 지방이라고 해서 모두 몸에 괜찮을까? 우리가 위험하다고 여기고 있는 트랜스 지방은 바로 식물성 유지에서 생성된 인공적인 지방산의 다른 이름이다! 그렇다면 트랜스 지방은 어떻게 만들어지는 것일까?

트랜스 지방(trans fat)은 본래 액체인 식물성 유지를 고형으로 만들 때에 생성된다. 불포화지방의 일종인 트랜스 지방산과 글리세롤이 결합한 것으로 일종의 '돌연변이 지방'이다. 액체 상태의 불포화지방은 산소를 만나면 쉽게 산패하기 때문에 이를 방지하고 장기간 보관이 가능하도록 불포화지방을 고체 상태로 가공하는데, 이 과정에서 수소를 첨가하면 트랜스 지방이 생성된다.

트랜스 지방은 혈관에 쌓이는 '나쁜 콜레스테롤'을 많이 만들어낸다. 혈관에 찌꺼기(나쁜 콜레스테롤)가 쌓이면 우리 몸에 필요한 산소와 영양소들을 운반하는 혈액의 이동통로가 좁아지고 심하면 혈관이 막힐 수도 있다. 이로 인해 심장병이나 뇌경색, 뇌졸중 등을 일으킬 수 있다. 하버드 의대의 한 연구에 따르면 트랜스 지방은 포화지방보다 두 배 더 건강에 해롭다고 밝혀진 바 있다.

결국 트랜스 지방을 과잉섭취하면 나쁜 콜레스테롤이 동맥경화를 일으킬 뿐 아니라 아토피성 피부염 같은 알레르기 질환을 유발시키기도 한다. 미국에서는 마가린에 의무적으로 트랜스 지방산의 함유량을 표시하도록 법규를 마련했을 만큼 트랜스 지방산에 의한 폐해는 큰 문제로 지적받고 있다. 일본에서는 아직 관련 법규가 마련되지 않아 매우 애매한 상황에 놓여 있다.

트랜스 지방은 주로 가공유지를 이용하여 조리된 가공식품을 통해서 체내에 섭취된다. 예를 들어 마가린이나 쇼트닝으로 제조한 빵과 쿠키, 케이크, 마요네즈, 가공 초콜릿, 부분경화유로 튀긴 팝콘, 감자튀김 등에 다량의 트랜스 지방이 들어 있다. 세계보건기구(WHO)에서는 트랜스 지방 1일 섭취량을 1일 권장 섭취 열량의 1% 이하로 제한하고 있다(우리나라는 식품위생법 시행규칙의 '식품 등의 표시기준'에 따라 2007년 12월 1일부터 가공식품의 영양표시에 트랜

스 지방의 표기를 의무화했다-옮긴이 주)

　마가린을 발라 먹으면 안 된다고 말할 수는 없지만, 매일 아침마다 빵에 발라 먹는 식습관을 가진 사람은 주의할 필요가 있다. 트랜스 지방을 줄이기 위해서는 가공식품보다는 자연 그대로의 식품을 즐겨 먹고, 기름에 튀긴 음식은 가급적 삼가야 한다. 무엇보다 가공식품을 살 때는 제품 포장에 표시된 트랜스 지방의 함량을 확인하는 습관을 들여야 한다. PMS(월경전증후군)의 증상을 악화시킬 수 있다는 연구결과도 있어 호르몬 균형에 영향을 미칠 가능성이 있다는 점을 염두에 둬야 한다.

　또 단것을 즐겨먹는 사람도 주의가 필요하다. 케이크나 쿠키, 과자나 빵을 좋아해서 자주 먹는 사람은 트랜스 지방산을 과잉섭취할 가능성이 매우 높다. 제품을 선택하기 전에 성분표시를 꼭 확인하는 것이 좋

트랜스 지방이 많이 포함된 식품

쇼트닝·마가린	14.4g
전자렌지용 팝콘	11g
도넛	4.7g
케이크	2.5g
초콜릿가공품	2.1g
감자튀김	2g
식용유	1g
빵	0.6g
햄버거	0.4g
피자	0.4g
프라이드치킨	0.2g

(100g당)

다. 성분표시에는 마가린 또는 식물유지, 쇼트닝이라는 이름으로 다양하게 기재된다. 이것은 모두 트랜스 지방산을 포함하고 있다는 점을 기억하자.

   트랜스 지방산은 자신도 모르는 사이에 과잉섭취하고 있을 가능성이 매우 높다. 그만큼 많은 식품에 사용되고 있다는 증거다. 의식적으로 먹는 빈도나 섭취량을 줄이도록 노력해야 한다.

활성산소가 쌓이면 노화가 빨라진다

출출할 때나 술안주로 즐겨먹는 포테이토칩은 대개 기름에 튀긴 것이다. 바삭거리는 식감과 짭짤한 맛 때문에 자주 먹게 되는데 과연 우리 몸에는 어떤 영향을 미칠까? 기름에 튀긴 음식은 숙명적으로 산화할 수밖에 없다. 산화된 음식물에는 악명 높은 '활성산소'가 다량으로 함유되어 있다.

   인간이 들이마신 산소 중 일부가 체내 대사과정 중에 산화력이 강한 상태로 바뀌는데 이것을 활성산소라 한다. 몸속에 활성산소가 많아지면 생체조직을 공격하거나 세포나 DNA를 손상시켜 각종 암을 비롯한 여러 가지 질병을 일으킬 수 있다. 활성산소는 온몸의 세포에 영향을 미쳐 대사를 저하시키고 노화를 촉진시키는 등 인체에 매우 위험한 물질이다.

활성산소가 몸에 쌓이면 여성 피부 미용의 가장 큰 적인 기미나 주름 같은 것들이 나타날 뿐만 아니라, 난소 세포에 직접적인 위험요소로 작용하여 호르몬 생성에 악영향을 끼친다. 최근에는 기름에 튀기지 않는 구운 포테이토칩이 판매되고 있는데, 기름에 튀긴 것보다 구운 제품을 선택하는 것도 건강을 위한 하나의 방법이 될 수 있다.

아무리 기름에 튀긴 음식이라 할지라도 철저하게 금지하는 것은 오히려 스트레스가 된다. 우선 기름에 튀긴 음식물의 섭취 빈도를 줄이는 것도 현명한 선택이다. 평소 목표를 잘 실천했다면 자신을 칭찬하는 날을 정하고 그날만큼은 '기름에 튀긴 음식 금지령'을 해제하고 마음껏 먹는 것도 좋다.

활성산소를 줄이는 생활 습관에는 다음과 같은 것들이 있다.

- 항산화성분이 많이 포함된 과일과 녹황색 채소를 즐겨 먹는다.
- 오메가-3 지방산이 풍부한 생선을 즐겨 먹는다.

- 과식을 하지 않고 식사 때마다 칼로리를 제한한다.
- 음식물을 충분히 씹어 식사시간을 늘린다.
- 담배연기나 대기 중 오염물질 같은 유해물질을 피한다.
- 지나친 스트레스를 피하고 정기적으로 운동과 등산을 한다.

활성산소를 줄이는 대표적 항산화물질에는 비타민 C · E와 베타카로틴, 셀레늄 등이 있다. 비타민 C는 양배추와 키위 등의 채소와 과일에 많고 비타민 E는 해바라기씨, 아몬드와 같은 견과류에 많이 들어 있다. 베타카로틴은 토마토, 양배추, 당근, 고구마, 호박 등에 많이 들어 있다. 셀레늄은 각종 해산물에 풍부하게 들어 있다.

패스트푸드와 인스턴트식품에 숨겨진 함정

패스트푸드의 폐해는 이전부터 계속 지적되어 왔다. 무엇보다 칼로리는 높은 데 비해 영양가가 낮고 식이섬유를 섭취할 수 없기 때문이다. 이런 지적에 따라 패스트푸드도 조금씩 개선되어 새롭게 진화하고 있다. 건강을 지향하는 메뉴가 늘어 지방이 적은 좋은 고기를 사용하거나 곁들이는 채소의 양을 늘리는 등 패스트푸드 회사들도 나름의 노력을 기울이고 있다. 그러나 진짜 문제는 트랜스 지방산을 포함한 산화한 기름을 대량으로 사용하고 있다는 것이다!

그런데도 사람들은 왜 패스트푸드를 과감하게 외면하지 못하는 것일까? 무엇보다 패스트푸드는 저렴한 가격에 많은 양을 먹을 수 있기 때문이다. 그런 경제적인 이유로 저소득층이 자주 이용하는 경향이 있다. 더 큰 문제는 패스트푸드를 애용하는 저소득층의 비만율이 상대적으로 매우 높다는 충격적인 사실이다. 결국 빈부의 격차가 건강의 격차를 불러오고 있는 것이다.

패스트푸드를 가장 즐겨먹는 미국인들의 비만율은 세계에서 가장 높다. 성인의 50% 이상과 어린이의 25% 정도가 비만이나 과체중 상태이다. 일본도 미국이 놓인 사태를 향해 점차 근접해가고 있다. 저렴한 금액으로 먹을 수 있다는 이유로 손쉽게 패스트푸드 세트만 먹는다면 건강은 악화될 수밖에 없다. 한 달에 2~3회 정도라면 문제될 것이 없지만, 직장 근처에 식당이라고는 패스트푸드점밖에 없거나 바쁘다는 이유로 자주 이용하는 사람은 주의해야 한다.

점심시간이 되면 직장 근처에 있는 편의점에서 간단히 끼니를 때우려는 사람들도 많다. 간혹 먹는 것이라면 문제될 것이 없지만, 일주일에 3번 이상, 또는 매일 먹는 사람은 반드시 주의해야 한다. 편의점 도시락이나 빵에는 대개 우리가 잘 알지 못하는 식품첨가제나 보존료(음식의 부패를 방지하는 물질)가 들어 있다.

최근에는 보존료와 함께 착색료에 대한 경계의 목소리도 높아지고 있다. 포장지의 성분표시에는 산화방지제나 pH조정제라고 기재되어 있다. 비타민 C라고 적혀 있는 경우도 있는데, 이것도 엄연한 보존료의 한 종류다. 도시락이나 빵에 이 같은 보존료가 포함되어 있어서 몇 달이 지나도 부패하지 않는 것이다.

물론 편의점에도 건강을 생각해 보존료를 전혀 사용하지 않는 제품들이 있기는 하지만, 공장에서 대량으로 만들어져 운송되는 시스템 속에서 보존료는 피할 수 없다. 싸고 편리한 것에는 반드시 건강을 해치는 덫이 도사리고 있다.

보존료 같은 첨가물이 체내에 들어오면 어떤 영향을 미칠까? 화학물질 혹은 합성물질은 반드시 간의 해독과정을 거쳐야 한다. 매일 보존료를 섭취하면 그렇지 않은 음식을 먹을 때보다 간은 혹사당하고 무력해진다. 간의 해독기능이 저하되고 몸속에 나뿐 물질이 쌓인 상태에서는 호르몬이 정상적으로 분비되거나 제대로 기능할 리 없다. 첨가물이 호르몬 균형을 무너뜨리는 직접적인 요인이 될 가능성도 있다.

호르몬 균형과 몸의 전체적인 건강을 위해서 매 끼니를 편의점에 의지하지 말자. 회사 주변에 마땅한 식당이 없다면 손수 도시락을 싸가지고 다니는 것도 좋은 방법이다. 돈을 아끼는 생활습관도 중요하지만 그보다는 건강을 먼저 생각하여 편의점 도시락이나 패스트푸드에 의존하지 않아야 한다.

혈당치가 급변하면 호르몬 균형도 무너진다

당분의 과잉섭취에도 주의를 기울여야 한다. 시판되는 가당음료는 그 수를 헤아릴 수 없을 정도로 많다. 설탕뿐만 아니라 과당 당분이 더해진 것이 대부분이다. 주스나 탄산음료 외에도 캔이나 페트병에 담긴 커피나 홍차에도 당분이 들어 있다.

그렇다면 당분은 왜 우리 몸에 해로울까? 단순히 당분을 많이 섭취하면 비만이 되기 때문만은 아니다. 당분을 과잉섭취하면 혈당치에 급격한 변화가 일어난다. 이 급격한 변화가 짜증과 불안의 원인으로 작용할 수 있다.

당분을 갑자기 많이 섭취하면 혈당치가 급격히 수직상승한다. 급격하게 오른 혈당치는 시간이 조금 지나면 반대급부로 뚝 떨어진다. 마치 롤러코스터처럼 급격한 등락곡선을 그리는 변동이다. 이로 인해 또다시 당분을 찾게 되고 초조나 불안을 불러일으키게 된다.

당분을 다량 섭취하는 식생활은 건강을 위협하는 한편 '당분 의존 현상'까지 동반한다. 초조하고 불안해지면 자연히 다시 당분을 찾게 된다는 이른바 중독증상이 나타나는 것이다. 나아가 호르몬 균형이 불안정해지고 호르몬 변동이 극심한 상태에서 생리전증후군을 더욱 악화시키는 요인이 되기도 한다.

가당음료를 즐겨마시면 혈압도 상승한다. 1일 1회 가당음료를 마실 때마다 평균적으로 수축기 혈압은 1.6 mmHg, 확장기 혈압도 0.8 mmHg 상승한다는 연구결과가 발표되기도 했다(영국 런던 임페리얼 칼리지 공중보건대학의 폴 엘리오트 교수 연구팀). 가당음료를 마시면 혈액 속의 요산 수치가 높아지고, 이로 인해 혈관확장에 관여하는 산화질소가 감소하기 때문이라는 것이다. 마찬가지로 당분 또한 교감신경계를 항진시키고 염분 배출을 억제해 혈압상승에 관여한다.

설탕 그 자체를 먹을 기회는 적지만 단맛의 과자나 가당 처리된 음료를 통해 자신도 모르는 사이에 다량의 당분을 섭취하고 있을 것이다. 결국 의식하지 못하는 사이에 '혈당치의 롤러코스터 상태'에 빠지기 쉽다.

달콤한 캔 커피를 즐겨 마시는 '캔 커피 증후군' 사람들은 자신도 모르는 사이에 당분을 과다섭취하고 있음을 명심해야 한다. 가공식품을 먹을 때는 반드시 성분표시를 체크하는 습관을 가지자. 원재료로 맨 처음에 표기된 것이 그 제품에 가장 많이 함유된 성분이다.

성분표시 중에서 당분(설탕, 과당)이 맨 앞에 명시되어 있는 경우에는 자주 먹지 않는 것이 좋다. 또한 홍차나 커피라도 원재료 표기의 앞쪽에 당분이 기재되어 있다면 그것도 역시 가당음료로 간주하고 섭취량을 줄여야 한다. 오죽하면 최근에 미국 뉴욕시는 식당과 극장에서 대용량 탄산음료 판매를 금지한다고 했겠는가! 앞으로 뉴욕 시내의 식당과 맥도날드 같은 패스트푸드점, 극장, 구내식당 등에서는 470밀리리터 이상 크기의 가당음료는 구입

할 수 없다.

저칼로리 식단 위주의 다이어트를 경계하라

저칼로리 식품이 그 수를 헤아릴 수 없을 만큼 팔려나가고 있다. 그러나 대부분은 설탕을 사용하지 않고 인공감미료를 사용하여 칼로리를 낮추고 있다. 설탕을 과잉섭취하면 몸에 이상 증세가 나타나고 의존도가 높아질 수 있기 때문에 먹지 않는 것이 가장 바람직하다. 하지만 그 대체품으로 인공감미료를 섭취하는 것은 과연 안전할까?

인공감미료가 개발된 이후 그리 많은 세월이 흐르지는 않았지만 장기적인 안전성은 아직 장담할 수 없는 실정이다. 칼로리를 획기적으로 낮춘다는 말은 매력적이지만 그것 때문에 건강을 해칠 수 있기 때문에 안이하게 과잉섭취해서는 안 된다.

따라서 인공감미료가 들어간 제품을 선택할 것이 아니라 건강한 칼로리 소모를 늘리는 방법을 강구하는 것이 바람직하다. 예를 들어, 햄버거를 만들 때에 고기에 두부나 콩비지를 함께 넣어

육류 섭취량을 줄인다면 전체적인 열량을 감소시킬 수 있다.

그러나 칼로리나 단백질 섭취를 줄이는 무리한 다이어트는 뼈나 근육량을 감소시키고 상대적으로 살찌는 체질이 될 수 있다. 사람들은 '다이어트' 하면 무조건 적게 먹는 것만 생각하지만 진정한 다이어트는 건강한 식단, 균형 잡힌 식단으로 이루어진 식이요법이다.

결국 건강하고 아름다운 몸매를 만들기 위해서는 일시적인 단식이나 칼로리 섭취 제한이 아니라 매일 꾸준하게 건강한 음식을 균형 있게 섭취하고 적절한 운동을 통해 체내지방과 칼로리를 소모하는 것이다. 그런데 최근에 유행하는 다이어트 방법의 대부분이 심각한 요요현상을 동반한다. 매일 계속할 수 있는 방법이 아니기 때문에 일시적으로 살이 빠져도 다시 본래 상태로 되돌아오고 만다.

극단적인 다이어트를 반복하면 오히려 몸은 쉽게 살이 붙고 좀처럼 빠지지 않는 체질이 되어버린다. 이런 충격적인 사실을 당신은 알고 있는가? 잘못된 다이어트를 반복하는 동안에 뼈나 근육량이 줄어들어 오히려 몸은 지방만을 축적하게 된다. 당연히 호르몬 균형에도 나쁜 영향을 미친다. 에스트로겐만이 다량으로 분비되고 프로게스테론은 원활히 제 기능을 다하지 않아 에스트로겐 우위 상태를 만들 수 있다.

건강을 해쳐 다이어트가 실패로 끝나면 살이 빠지기는커녕 호르몬 균형만 나빠진다는 점을 명심하라. 특히 다이어트 중에 생리주기가 당겨지거나 늦춰진다면 그 다이어트 방법은 옳지 않다는 증거이다. 진심으로 살을 빼고 싶다면 먼저 균형 있는 식사와 꾸준한 운동을 결심해야 한다. 이 두 가지 방법이 다이어트의 왕도이며 정답이다.

샐러드나 주스만으로는 2% 부족하다

먼저 왜 채소를 섭취해야 하는지에 대해 생각해보자. 채소에는 비타민, 미네랄, 식이섬유, 그리고 폴리페놀 등이 풍부하게 들어있는데 이것들은 우리 몸속에서 매우 중요한 역할을 한다.

비타민과 미네랄은 호르몬 균형을 정돈하고 호르몬이 체내에서 원활히 제 기능을 하도록 돕는다. 식이섬유에는 디톡스 효과가 있어 체내에 쌓인 유해물질을 배출하는 작용을 한다. 유해물질이 몸속에 그대로 쌓여 있으면 호르몬은 제 기능을 하지 못한다. 항산화물질인 폴리페놀류의 미네랄은 활성산소를 억제하는 데 큰 효과를 발휘한다. 이렇게 간략하게 설명했지만 비타민, 미네랄, 식이섬유, 폴리페놀 등은 우리가 에너지원으로 삼고 있는 탄수화물, 단백질, 지방이라는 3대 영양소와 함께 반드시 우리 몸에 필요한 것들이다.

채소의 중요성을 알고 있기 때문일까? 여성들은 자신이 먹고 있는 음식에 대한 질문을 받으면 이렇게 답하곤 한다. "매일 샐러드로 채소를 먹고 있어요." "채소주스를 매일 한 잔씩 챙겨 마시는 걸요." 약간의 샐러드를 먹는 정도로 채소를 먹고 있다며 안심해서는 안 된다. 게다가 가공식품인 채소주스는 식이섬유의 양이 적고 다량의 당분이나 염분을 섭취할 위험성도 있다.

결국 채소를 제대로 섭취하고 있는 사람은 의외로 적다. 우엉이나 당근, 무 같은 뿌리 채소, 피망이나 시금치 같은 녹황색 채소도 충분히 섭취해야 비로소 '채소를 먹었다'고 말할 수 있다. 채소뿐만 아니라 모든 음식은 자연 그대로의 상태로 섭취하는 것이 좋으며 특정 부위가 아닌 통째로 먹는 것이 좋다.

특히 식이섬유는 젊은 사람일수록 그 섭취량이 적다. 그 이유는 일상생활 속에서 탄수화물(밥과 빵)과 육류에 편중된 식단을 주로 먹고 있기 때문이다. 대개 오믈렛, 카레라이스, 아이스크림, 샌드위치, 햄버거, 라면, 스파게티, 달걀프라이처럼 씹을 필요가 없는 부드러운 것들을 먹는 경향이 있다.

식이섬유가 다량으로 들어간 식품으로는 해초나 버섯류, 우엉, 고구마 등을 꼽을 수 있다. 이것들은 대변의 재료가 되고, 장을 깨끗하게 비우고 건강하게 만들어주는 중요한 음식물이다. 충분한 양의 좋은 변을 보고 있다는 말은 장이 건강하다는 의미로도 해석할 수 있다. 식이섬유가 풍부한 음식을 충분히 섭취하여 좋은 변을 많이 배출해야 면역력도 높아지고 피부 트러블도 줄어든다.

기본적으로는 식이섬유는 다음과 같은 식품에 많이 함유되어 있다.

- 콩
- 채소(특히 우엉이나 무 같은 뿌리 채소)
- 해초
- 버섯
- 감자(고구마)

식이섬유를 문제없이 섭취하기 위해서는 다음 사항을 유념해야 한다. 주식을 식이섬유 중심으로 바꿔야 한다. 해초와 더불어 신선한 채소 샐러드의 섭취량을 늘리고 김치나 피클, 나토 같은 발효식품이나 식이섬유가 많은 무말랭이 등을 반찬으로 섭취해야 한다. 이렇게 식생활만 바꿔도 장내환경이 개선되면서 몸 구석구석에 정체되어 있던 노폐물이 쉽게 배출된다.

어쨌든 현대인들은 의식적으로 채소를 충분히 먹으려고 노력해야 한다. 샐러드나 채소주스로 만족하지 말고 다채로운 종류의 채소를 잎, 줄기, 열매, 뿌리를 골고루 혹은 통째로 먹는 습관을 들여야 한다.

채소에 관해서는 한 가지 더 강조하고 싶은 것이 있다. 채소만 먹는 채식주의자도 호르몬 균형이 무너질 가능성이 있다는 사실이다. 단백질이나 지질을 섭취하지 않으면 호르몬의 원료가 부족해지기 때문이다. 채소만 먹는 다이어트는 확실히 살을 빼는 효과가 있지만, 호르몬 균형이 무너져 피부나 머리카락의 상태는 나빠진다. 고기나 생선, 콩이나 달걀도 균형적으로 섭취하지 않으면 아름답고 건강하게 살을 뺄 수 없다. 채소를 챙겨 먹어야 한다고 해서 채소만 먹는 식생활도 위험하다는 것이다.

오늘 고기를 먹었다면 내일은 생선을!

고기만 먹거나 생선만 먹는 편중된 식생활은 분명 문제가 있다. 포화지방산이 많다는 이유로 무조건 생선만 먹어야 한다는 생각보다 육류와 생선을 균형 있게 섭취하는 것이 좋은데, 편식이 심한 사람은 식생활을 개선해야 한다.

양질의 단백질은 식물은 물론 동물성인 고기나 생선에서도 얻을 수 있다. 생선에 들어 있는 지질은 불포화지방산이므로 혈액을 깨끗하게 하고 혈관에 찌꺼기가 쌓이지 않도록 해주므로 혈관 건강에 도움이 된다. 특히 오메가-3 지방산의 일종인 DHA(도코사헥사엔산)는 유해 콜레스테롤이나 중성지방을 줄이는 효과도 있다.

한편 고기에도 우수한 성분이 함유되어 있다. 특히 비타민 B군이 풍부한데, 돼지고기에는 비타민 B_1의 함유량이 매우 높다. 비타민 B_1은 당질을 에너지로 바꿀 때 반드시 필요한 영양소로 활기의 근원이다. 또한 스트레스를 경감시키고 긴장을 완화시키는 뇌내 신경전달물질인 세로토닌의 원료가 되는 트립토판도 육류에 많이 함유되어 있다. 치유와 행복의 근원인 세로토닌을 생성하기 위해서는 어느 정도의 육식을 섭취하는 것이 효과적이라고 말할 수 있다.

  생선이나 육류는 각각 이로운 점과 해로운 점을 가지고 있기 때문에 한쪽만을 편식하기보다 균형을 맞춰 골고루 섭취하는 것이 좋다. 어제 점심으로 고기를 먹었다면 오늘 메뉴로는 생선을 선택하는 것이 현명한 선택이다. 단 육류보다는 생선을 더 많이 자주 먹어야 한다.

냉증이 있는 사람은 된장국을 먹어라

다이어트나 건강을 위해 한식을 섭취하려는 움직임이 뚜렷해지고 있다. 그러나 젊은 층에서는 간편한 서양식이나 패스트푸드를 가격과 시간적 이유로 더 많이 선호하는 편이다. 요리하는 데 손이 많이 가고 재료를 사는 데 비용이 많이 소요되므로 한식을 즐겨 먹기에는 여전히 장벽이 높기 때문이다. 그러나 건강에도 좋고 손쉽게 요리해 먹을 수 있는 한식 하나를 소개하고자 한다. 바로 된장국이다.

  된장국의 우수한 점은 뭐니 뭐니 해도 단연코 균형 잡힌 영양이라 할 수 있다. 대두가 원료인 된장은 매우 우수한 단백질원이다. 두부를 곁들이면 최강의 단백질 식품이 되고 미역을 넣으면 미네랄도 충분히 보충할 수 있다.

'호르몬 균형을 위해서라면 역시 이소플라본'이라고 생각하는 사람도 있을 것이다. 이소플라본은 여성호르몬인 에스트로겐과 유사하여 에스트로겐 분비를 유도하는 물질로 작용한다. 그래서 이소플라본을 '식물성 에스트로겐(phytoestrogen)'이라고 부른다. 콩을 비롯한 다양한 식물에 이소플라본이 존재하며 특히 콩과식물에 많이 함유되어 있다. 이소플라본이 암이나 폐경기 증후군, 심혈관계질환과 골다공증 등에 효과가 있다는 연구결과들이 최근에 나오고 있다.

분명 된장국으로 여성호르몬에 작용하는 대두 이소플라본의 효과를 기대할 수 있지만 현대 여성에게 된장국을 권하는 데는 다른 이유가 있다. 아침에 된장국을 먹으면 '아침을 깨우는' 식품으로서 효과가 탁월하기 때문이다. 자율신경 중 교감신경의 스위치를 켜기 위해서는 아침에 단백질을 섭취해야 한다. 단백질을 섭취하면 체온이 오르고 서서히 몸에 시동이 걸린다. 아침에 기운이 없고 활력이 잘 생기지 않고, 냉증으로 고생하는 사람에게 된장국은 최고의 음식이다.

"된장국은 만들기가 어려워요. 국물을 낼 줄도 모르고요." 이렇게 하소연하는 요리 초보는 무첨가 즉석된장국을 권한다. 깊은 국물 맛을 내는 된장국을 끓이기에 초보자는 어려울 수밖에 없다. 그러나 인스턴트 된장국이라도 얼마든지 손쉽게 먹을 수 있다. 여기에 두부나 미역을 더 넣기만 하면 충분하다. 단, 화학조미료 같은 합성첨가물을 사용하지 않은 고급 즉석된장국을 선택해야 한다.

된장은 염분 함유량도 높은 편이어서 고혈압을 앓는 고령자에게는 적극적으로 권장할 수 없지만(고혈압을 앓고 있는 경우 최대한 싱겁게 조리해야 한다) 젊은 세대라면 매일 아침 먹어도 염분의 과잉섭취는 그다지 우려하지 않아도 된다.

뜨거운 물만 부으면 완성되는 인스턴트 된장국이라도 매일 아침 먹는다면 하루를 좀 더 건강하게 시작할 수 있다.

저렴하고 영양가 높은 콩 식품을 매일 먹자!

나토나 청국장을 먹지 못하는 사람도 많은데, 두부는 비교적 많은 사람이 선호하는 식품이다. 그것은 '밭의 고기'라 불리는 대두가 주원료로 양질의 단백질원이기 때문이다. 또한 철분이나 마그네슘, 비타민 B_1도 풍부하여 여성에게 매우 유익한 영양소이다. 1~2천 원 정도로 간단히 구입하여 특별히 조리하지 않고 그대로 먹을 수 있다는 간편함도 큰 매력이다.

  여성호르몬처럼 기능하는 대두 이소플라본을 보충한다는 의미에서는 발효한 청국장이나 나토가 보다 효과적이라고 할 수 있다. 단지 나토나 청국장 특유의 식감이나 냄새 때문에 꺼리는 사람은 무리하지 말고 두부나 된장국을 먹어도 충분하다. 저렴하고 영양가도 높고 간편하게 먹을 수 있는 콩 식품을 매일 식사에서 빠뜨리지 말고 의식적으로 챙겨먹자.

유제품 과잉섭취는 호르몬 균형을 무너뜨린다

유제품은 누구나 좋아하는 식품이다. 우유나 요구르트, 치즈, 아이스크림, 생크림……. 굳이 우유를 마시지 않더라도 평소 즐겨 먹는 간식에 우유는 다양하게 포함되어 있다. 우유는 지방과 단백질, 탄수화물, 칼슘과 비타민, 무기질 등이 고루 들어 있는 영양가 높은 식품이다. 흰 우유 1잔만 마셔도 하루에 필요한 비타민과 무기질의 1/3을 섭취할 수 있다고 한다.

그러나 유제품을 과잉섭취하면 동물성 지방과 동물성 단백질의 폐해가 나타나기도 한다. 원래 동양인의 장은 동물성 지방이나 동물성 단백질을 분해·흡수하는 능력이 서양인에 비해 떨어진다. 유제품을 다량 섭취하면 그것이 오래도록 장내에 머물러 유해 세균의 먹이가 되어 부패가 진행된다. 치즈나 요구르트 같은 유산균은 장내환경을 개선하는 효과가 있지만, 그 외의 유제품은 동양인에게는 바람직하지 않은 경우가 많다.

또 유당분해효소 결핍증이라는 것이 있는데 동양인의 90%, 아프리카인의 75%, 서양인의 25%에서 이 증세가 나타난다. 몸속에 유당분해효소가 없거나 부족하면 우유 속의 당이 체액을 흡수해서 설사를 일으킬 수 있다. 성인의 경우에는 뱃속에서 '꼬르륵' 하는 소리가 나고, 설사나 복부경련과 같은 복통이 일어날 수 있다. 유당을 제대로 소화시킬 수 없기 때문에 배가 더부룩하거나 가스가 찬 듯한 느낌을 받는다. 즉 소장에서 흡수되지 않은 유당이 대장에 도달하여 복통과 설사를 일으키거나 대장 내 세균에 의해 발효 또는 부패하여 가스가 발생하는 것이다.

특히 생크림처럼 달콤한 것에는 다량의 설탕이 들어 있어서 더 많은 당분을 찾게 되는 강한 의존성이 나타나기도 한다. 순수한 유제품과 정통 발효유제품은 다양한 영양소가 들어 있는 훌륭한 영양공급원이지만 거기에 더해진 다량의 설탕 성분 혹은 여러 합성첨가제가 우리 몸에 악영향을 끼칠 수 있다.

또한 유제품의 과잉섭취로 지방이 축적되면 호르몬 균형에 악영향을 미칠 가능성도 있다. 이것이 유방암이나 대장암의 원인이 되기도 한다. 칼슘과 무기질 등을 보충하기 위해 하루에 우유 200밀리리터 정도를 섭취하는 것이라면 문제될 것은 없지만, 그 외에도 많은 유제품을 습관적으로 섭취하는 사람은 섭취량에 주의를 기울여야 한다. 어떤 커피숍에서는 두유를 준비하는 경우도 있으므로 우유 대신에 두유를 마시는 것도 좋은 방법이다.

밤에는 카페인 섭취를 삼가라

커피의 효능이 차례로 발표되면서 화제를 모으고 있다. 하루 5잔 이상의 커피를 마시는 사람은 유방암에 좀처럼 걸리지 않고, 하루 3잔 이상의 커피를 마시면 자궁암에 걸릴 위험성도 낮아진다는 연구결과도 있다. 이외에도 커피는 염증을 줄이고 파킨슨병, 치매 등을 예방하며, 뇌졸중 발생 위험을 낮추는 것으로 나타났다. 이처럼 커피에는 뜻밖의 질병 예방효과가 있다.

그러나 커피에는 다량의 카페인이 함유되어 있어 흥분과 각성을 촉진시키고 수면을 방해하는 작용도 있다는 사실을 잊어서는 안 된다. 특히 밤에 커피를 자주 마시는 사람은 수면의 질을 저하시킬 우려가 있다. 질 좋은 수면을 취하지 않으면 자율신경의 균형은 무너질 수밖에 없다. 밤에는 긴장과 집중을 유도하는 교감신경의 우위보다는 휴식과 수면을 위한 부교감신경이 우위를 차지해야 한다. 이런 사이클이 무너지면 자율신경계가 혼란스러워지고 호르몬 균형에도 악영향을 미친다.

식품의약품안전청에서 발표한 기준에 따르면 성인은 하루에 400밀리그램 미만의 카페인을 섭취하도록 권장하고 있다(임산부는 약 300밀리그램 미만,

식료품별 카페인 함량

아메리카노(270mℓ)	110~150mg
캔커피(175mℓ)	74mg
커피믹스(1봉)	69mg
콜라(250mℓ)	23mg
홍차(1티백)	20~46mg
녹차(1티백)	15mg
초콜릿(30g)	6mg

어린이는 체중 1킬로그램 당 2.5밀리그램 미만). 보통 원두커피 한 잔에는 100밀리그램 내외의 카페인이 들어 있는데, 하루 4잔 이상은 마시면 안 된다.

커피뿐 아니라 홍차나 녹차도 카페인을 함유하고 있다. 아침이나 낮에는 마셔도 문제될 것이 없지만, 저녁식사 이후부터 밤에 걸쳐 많은 양을 마시는 것은 피해야 한다. 그 시간대에 차를 마시고 싶다면 카페인이 들어 있지 않는 보리차, 허브티로 대체하는 것이 좋다.

숙면을 위해서는 잠자기 전에 따뜻한 밀크티를 마시는 것이 좋다고 말하는 사람도 있지만 과학적으로 검증되지는 않았다. 우유에는 칼슘이 다량으로 함유되어 있기 때문에 숙면을 유도한다는 견해도 있지만, 취침 전에 마신 우유의 칼슘이 흡수되어 즉각적인 효과를 발휘한다고 단정 지을 수는 없다. 더욱이 우유 속에 포함된 유지방이나 유당을 취침 전에 섭취하는 것은 권할 만한 일이 아니다.

미네랄이 호르몬 균형을 잡는다

해초는 비타민·미네랄의 보고다. 삼면이 바다로 둘러싸인 풍요로운 땅에서 살면서 이 소중한 식품을 최대한 섭취해야 한다. 해초에는 식이섬유뿐 아니라 비타민이나 미네랄이 풍부하게 포함되어 있고, 게다가 칼로리도 낮다. 변비나 붓기를 해소하는 데도 도움이 되고 호르몬 균형을 정돈하는 우수한 식품 중 하나이다. 체내에서 호르몬이 원활히 만들어지고, 그것이 활성화하여 제 기능을 다하기 위해서는 비타민이나 미네랄이 반드시 필요하다.

무엇보다도 미네랄은 세포의 건강과 밀접한 관련이 있다. 암은 건강하지 못한 세포가 돌연변이로 되어 증식하는 것인데, 몸속에 미네랄이 충분해야 암을 예방하는 데 도움이 된다. 우리 몸에 필요한 미네랄은 아주 적은 양이지만 아미노산, 지방산, 비타민 등이 우리 몸에 제대로 쓰이기 위한 촉매 역할을 한다. 다른 영양소를 아무리 많이 섭취하더라도 미네랄 없이는 영양소로부터 필요한 효능을 얻어낼 수 없다. 즉, 건강을 유지하기 위해서는 우리 몸에 미네랄이 지속적으로 보충되어야 한다.

톳, 미역, 김과 같은 해초를 이용한 메뉴를 의식적으로 식단에 넣어라. 간단히 섭취하고 싶다면 된장국에 건조 미역이나 김을 넣는 것만으로도 미네랄을 보충하는 데 큰 도움이 된다. 주먹밥에 섞기만 해도 해초 섭취량을 늘릴 수 있다. 외식도 가급적 해초가 들어간 메뉴를 주문하자. 술자리에서는 톳이 들어간 샐러드를 주문하고, 마트에서도 톳이나 미역 등이 들어간 반찬을 선택하여 의식적으로 해초를 먹을 기회를 늘려야 한다.

아침식사가 자율신경의 스위치를 켠다

요즘 아침식사를 하지 않는 사람들이 많다. 아침에 5분이라도 더 자고 싶다거나 배가 고프지 않다는 핑계를 대는 사람들이 많은데, 이런 생활습관은 호르몬 균형을 악화시킬 따름이다.

   아침밥을 먹을 시간에 5분이라도 더 자고 싶다는 생각이 드는 이유는 절대적인 수면시간이 부족하거나 수면의 질이 좋지 않기 때문이다. 자율신경의 '스위치'가 원활히 켜지지 않아 아침에 개운하게 잠자리에서 일어나지 못하고 밤에 깊이 잠들지 못하는 악순환에 빠지는 것이다.

우리 몸은 교감신경과 부교감신경이라는 자율신경의 지배를 받는데, 집중이나 긴장을 할 때는 교감신경이 우위를 차지하고 수면이나 휴식시간에는 부교감신경이 우위를 차지한다. 만약 밤늦도록 야근을 하거나 TV를 보거나 잠자리에서 이런저런 생각이 떠올라 쉽게 잠들지 못한다면 교감신경이 여전히 우위에 있게 되어 수면의 질이 저하될 수밖에 없다. 게다가 아침에 일어나면서 자연스럽게 부교감신경 우위에서 교감신경 우위로 전환되어야 하는데 질 낮은 수면은 이를 방해한다.

또 아침에 배가 고프지 않고 식욕이 없는 것은 건강하지 않다는 증거로 받아들여야 한다. 자신이 밤늦게 폭음과 폭식을 하고 있지는 않은지, 밤늦도록 일하고 있지는 않은지 되돌아볼 필요가 있다.

본래 밤에 잠을 자는 동안에는 부교감신경의 기능에 의해서 위장이 활발히 움직여 섭취한 음식물을 소화하고 흡수한다. 이때 수면이 충분하지 않고 계속 깨어 있는 상태에서 교감신경의 지배를 받는다면 부교감신경의 스위치가 켜지지 않는 상태로 자율신경이 제 기능을 원활히 수행하지 못할 가능성이 있다. 당연히 아침에는 배가 고프다는 생각도 못하고 또 밤늦게 섭취한 음식물이 제대로 소화되지 못한 채 위장에 남아 있게 된다. 결국 아침을 먹고 싶은 생각도 없고 만약 먹더라도 위에 부담을 줄 수밖에 없다.

아침에는 '배가 고프다'는 생리적 욕구를 느끼며 잠에서 깨는 생활이 건강하다. 그러려면 밤에 잠을 잘 자야 하는데, 잠을 잘 자기 위해서는 우리 몸이 부교감신경의 지배를 받도록 만들어줘야 한다. 근본적으로 다음과 같은 생활 원칙들을 지켜야 한다.

- 밤 12시 전에 무조건 잠들어라
- 취침하기 4시간 전부터는 음식물 섭취를 자제하라
- 식사 중에는 식이섬유를 충분히 섭취하라
- 하루 1만보를 걷는다는 생각으로 육체적인 활동을 하라
- 부정적인 생각과 감정들(고민, 걱정, 분노 등)을 빨리 잊어버려라

결국 아침식사를 먹지 않는 사람, 먹을 수 없는 사람, 먹고 싶지 않은 사람은 대개 자율신경의 균형이 흐트러져 있어 호르몬 균형도 무너질 수밖에 없는 상태에 있다. 아침에 몸이 개운하게 잠에서 깨고 교감신경의 스위치가 켜지기 위해서는 한 입이라도 좋으니 무언가를 먹어야 한다. 단순히 마시는 음료뿐만 아니라 다소

씹을 필요가 있는 음식을 위로 보내는 것이 좋다. 씹는 행위를 통해서 뇌를 활성화시키고, 위에 음식물이 들어감으로써 장이 움직이고 화장실에 가고 싶다는 욕구를 일으킨다. 특히 변비에 걸린 사람은 아침식사를 꼭 하는 것이 좋다.

물론 이렇게 하기 위해서는 '올빼미 생활'을 청산하고 12시 전에는 자는 습관을 들여야 하며 밤늦은 시간에 소화에 부담이 되는 음식물의 섭취를 최대한 절제해야 한다.

여성호르몬이 비만을 억제하고 기억력을 높인다

여성호르몬은 생리나 임신·출산을 맡거나 아름다운 피부와 머리카락을 유지하는 것 이외에도 수많은 작용을 하고 있다. 그 중에서도 '기억력'을 유지하는 데 도움을 주기도 한다. 알츠하이머병에 걸린 사람에게 여성호르몬인 에스트로겐을 투여하면 인지능력이 개선되고, 호르몬 보충요법을 받은 여성은 기억력이나 계산력이 향상된다는 연구결과가 있다. 에스트로겐이 뇌의 기억을 담당하는 부위에서 어떤 중요한 역할을 수행하고 있다는 증거다. 또한 에스트로겐에는 '식욕억제' 효과가 있으므로 결국 비만을 억제할 수도 있다. 기억력을 유지하고 비만을 억제한다는 측면에서도 호르몬 균형을 잡는 것이 중요하다.

호르몬 균형을 무너뜨리는 나쁜 습관

흡연은 난소의 기능을 저하시킨다

난소의 기능을 단숨에 저하시키고 호르몬 균형을 악화시키는 원인 중 하나로 흡연을 꼽을 수 있다. 담배 연기에 포함된 화학물질은 4,000여 종이 넘으며, 그 중 유해물질로 지정된 것만도 200종 이상이다. 여기에 발암성 물질은 약 60종! 이것이 인체에 영향을 미치지 않을 리 없다.

먼저 담배의 유해성에 대해 살펴보자. 흡연에 의해 발생하는 활성산소는 주름이나 기미, 피부의 노화를 촉진한다. 여성에게는 결코 반갑지 않은 손님이며 나이가 들수록 확연히 눈으로 확인할 수 있다.

흡연자와 비흡연자는 건강상에 어느 정도의 차이가 나타날까? 영국 BBC방송이 제작한 한 다큐멘터리는 22살의 쌍둥이 자매의 일생을 통해 건강 상태를 다루고 있다. 쌍둥이 중 한 사람은 흡연자, 다른 한 사람은 비흡연자인 경우에 40살이 되었을 때에 어떤 차이가 나타나는지 추적한 것이다. 흡연자의 경우 얼굴색이 검고 주름투성이로 도저히 마흔으로는 보이지 않았다. 마치 노파의 얼굴과 같았다. 그에 달리 비흡연자는 자신의 연령대에 맞게

늙어가고 있었다.

  흡연의 폐해는 활성산소에 그치지 않는다. 담배에 포함된 화학 물질에 의해 혈관이 수축되기 때문에 온몸의 혈액순환이 나빠진다. 외모의 노화뿐만 아니라 여성에게 가장 문제가 되는 냉증을 촉진시키기도 한다. 난소의 기능이 저하되는 것도 원활하지 못한 혈액순환 때문이다. 실제로 흡연은 에스트로겐의 분비를 저하시킨다는 연구결과도 있고, 그 연쇄반응으로서 프로게스테론의 분비마저 저하될 수 있다. 호르몬 분비가 순조롭게 이뤄지지 못해 결국 호르몬 균형이 무너지고 마는 것이다.

  또한 흡연은 구강 내 혈액순환도 악화시켜서 잇몸이 검게 변하고, 담배로 인해 치아도 누렇게 변하는 등 외모에도 안 좋은 영향을 미친다. 잇몸의 혈액순환 장애는 치주병을 촉진시킨다. 게다가 구취가 생겨 청결하지 못한 인상을 주고 이성에게 불쾌감을 줄 수도 있다. 더욱이 흡연은 교감신경을 자극하기 때문에 자율신경의 균형을 악화시킨다. 흡연자는 담배를 피우면 긴장이 풀린다고 하지만, 기본적으로 교감신경을 자극하여 흥분시키기 때문에 몸은 각성·흥분 상태가 된다. 이처럼 흡연은 호르몬 균형에 영향을 미칠 가능성이 매우 크다.

그러나 더 심각한 문제는 흡연에 의한 피해가 흡연자 자신에게 그치지 않는다는 사실이다. 간접흡연으로 인해 건강을 해칠 우려도 있다. 흡연자가 마신 연기보다 주위에 흩어진 연기가 몸에 더 큰 피해를 주기 때문이다.

흡연의 나쁜 점은 일일이 헤아릴 수 없을 정도로 많다. 남녀를 불문하고 미용이나 건강에 신경 쓰는 사람이라면 금연은 가장 먼저 실천해야 할 사항이다.

매일 뜨거운 욕조에 몸을 담가라

냉증은 호르몬 균형을 깨뜨리는 원인 중 하나다. 욕조에 느긋하게 몸을 담그면 몸속까지 따뜻하게 하여 냉증을 해소할 수 있는데, 요즘 여성들은 간단히 샤워로 끝내곤 한다. 이것은 매우 안타까운 일이다.

욕조에 몸을 담그는 것은 냉증 해소뿐 아니라 자율신경의 균형을 정돈하는 절호의 기회이기 때문이다. 자율신경이 흐트러져 있으면 체온조절이 제대로 이뤄지지 않기 때문에 충혈이나 홍조가 일어난다. 욕조에 몸을 담그고 땀샘을 열어주면 증상을 완화시킬 수 있고 자율신경의 균형도 개선된다.

39도 전후의 따뜻한 물에 15~20분간의 반신욕을 권한다. 매일 이렇게 반신욕을 하면 기분 좋게 땀을 흘릴 수 있다. 샤워만으로는 결코 맛볼 수 없는 긴장완화도 얻을 수 있고 체온조절도 원활해진다. 물론 몸에 쌓인 유해물질을 땀과 함께 배출시키는 디톡스 효과도 있다. 욕조에 몸을 담그고 땀을 흘리는 것만으로 칼로리 소비를 높일 수 있으니 일석삼조라 할 수 있다.

겨울철뿐 아니라 더운 여름철에도 매일 욕조에 몸을 담그자. 시간이 없다, 귀찮다, 이런 핑계를 대며 좀처럼 실행하지 못하는 사람은 욕조에 몸을 담가 몸을 따뜻하게 하는 날을 미리 정해놓고 정기적으로 실행하도록 해야 한다.

자율신경도 호르몬 균형도 자연히 정돈되어 몸이 건강해지는 것을 실감할 수 있을 것이다. 목욕시간은 머리를 감고 몸을 씻는 것만이 아니라 손쉽게 미용과 건강을 챙기는 최고의 시간으로 받아들이자.

1분간 서킷 트레이닝으로 냉증을 해소하라

현대 여성은 아무래도 운동부족 상태가 되기 일쑤다. 엘리베이터나 에스컬레이터를 이용하고, 지하철이나 자동차 같은 대중교통 수단을 이동하기 때문에 온종일 몸을 거의 움직이지 않는 사람이 많다.

운동을 하는 목적은 단지 살을 빼는 것만은 아니다. 운동은 근육을 움직여 냉증을 해소하고 호르몬 균형을 맞춘다는 효과도 가지고 있다. 그럼 어떤 운동이 좋을까? 가장 이상적인 운동은 단연코 '걷기'이다. 하루 30분 정도 걷는 것이 가장 좋은데, 남성은 남성호르몬을 향상시키고 정력 증진에도 도움이 된다. 그렇지만 운동이 서툴거나 시간이 없는 사람에게는 '걸어야 한다'는 생각 자체가 스트레스가 되어버린다.

혈액순환을 촉진시켜 냉증을 해소할 목적으로 운동한다면 하루에 단지 5~10분 정도의 스트레칭으로 충분히 대체할 수 있다. 스트레칭을 하면 큰 근육을 움직여 혈액순환을 촉진하기 때문에 효과가 있다. 잠자리에 들기 전에 근육을 이완시키거나 풀어주기만 해도 좋다.

여기서 좀 더 적극적으로 몸을 단련하고 싶은 사람들에게는 집에서 할 수 있는 간단한 서킷 트레이닝을 권한다. 서킷 트레이닝이란 유산소운동과 무산소운동을 교대로 행하는 것으로 큰 효과를 얻을 수 있다.

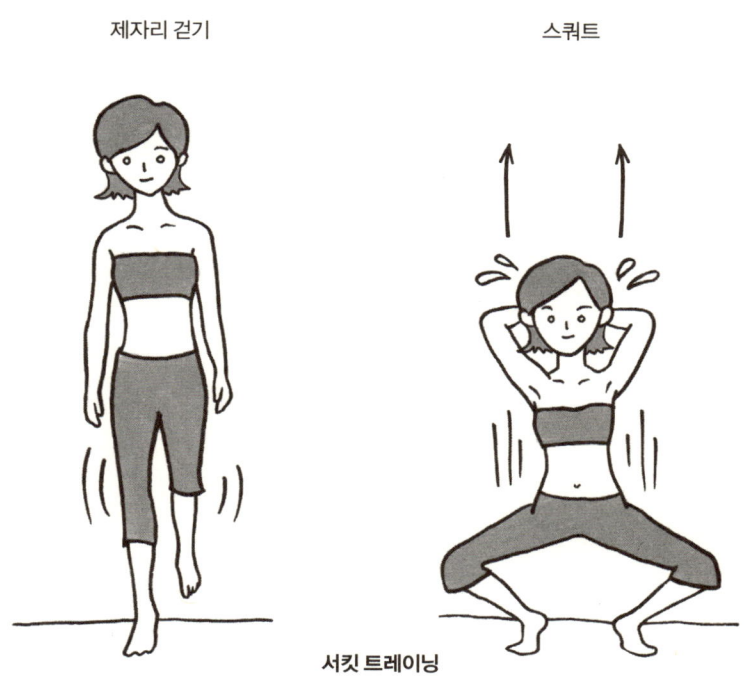

서킷 트레이닝

먼저 1분간 제자리걷기를 한다. 허리를 반드시 세운 채 허벅지가 지면과 수평이 될 정도로 높이 들고 제자리걷기만 해도 훌륭한 유산소운동이 된다. 그 뒤에 윗몸일으키기 같은 복근운동이나 스쿼트를 번갈아가며 1분씩 한다. 스쿼트 운동은 허벅지가 지면과 수평이 될 때까지(무릎은 직각) 앉았다 섰다 하는 동작으로서 가장 기본적인 하체 운동이다. 윗몸일으키기와 스쿼트는 근육 트레이닝으로 무산소운동이다. 일부러 스포츠센터에 가지 않아도 서킷 트레이닝이라면 얼마든지 집에서 할 수 있다.

이것을 습관으로 하면 냉증도 개선된다. 스포츠센터에 등록하고 조깅화나 운동복을 굳이 사지 않더라도 그저 집에서 몸을 움직이는 정도로 충분히 할 수 있기 때문에 그다지 스트레스도 되지 않는다.

휴대전화를 꺼두는 시간이 필요하다

요즘에는 누구나 휴대전화를 가지고 있을 만큼 휴대전화의 보급률이 높다. 손 안에 휴대전화가 없으면 불안하고 초조해하는 '휴대전화 의존증'이라 염려되는 사람도 많아서 문제가 되고 있다. 식사 중에도, 걷는 중에도, 심지어 화장실에 갈 때도 휴대전화를 손에서 놓지 않는 사람들이 많다.

휴대전화나 컴퓨터, TV 등에서 발생하는 전자파는 전자기장이라고도 한다. 전자파는 쉽게 차단하기가 어렵고 피부를 통과하게 되면 호르몬 분비체계나 면역세포에 영향을 미칠 수 있다. 이 때문에 수면장애, 두통, 기억력 상실 등 부작용이 일어나는 것으로 보고되고 있다. 뇌종양이나 암뿐만 아니라 불임까지 될 수 있다는 결과도 나왔다. 황체형성호르몬(LH)은 생식세포를 성숙시키는 호르몬인데, 휴대전화에서 나오는 전자파가 황체형성호르몬(LH)의 수치를 낮출 수 있다는 것이다.

휴대전화는 컴퓨터와 마찬가지로 기기에서 발생하는 빛과 전자파 등이 질높은 수면을 방해하고 자율신경을 흐트러뜨린다. 온갖 정보를 손쉽게 검색할 수 있고 친구와 문자나 이메일로 연락을 주고받을 수 있는 편리한 물건이지만 반드시 필요한 경우가 아니라면 휴대전화를 멀리하는 것이 좋다. 게다가 자율신경이나 호르몬 균형을 생각한다면 온종일 손에서 휴대전화를 조작하는 것은 결코 바람직하지 않다. 전자파 노출을 피하기 위해서는 가능한 한 전자제품과 거리가 멀수록 좋다.

- 컴퓨터 모니터로부터 60센티미터 이상 거리를 유지한다.
- TV는 1.5미터 이상 떨어져서 시청한다.
- 전자제품을 사용하지 않을 때는 플러그를 뽑아둔다.
- 컴퓨터를 장시간 사용할 경우 반드시 도중에 휴식을 취한다.
- 휴대전화는 한 번 사용할 때 10분 이내로 제한한다.
- 휴대전화로 장시간 통화할 경우 이어폰을 사용한다.

 적어도 긴장을 풀고 부교감신경이 활발해지는 시간만큼은 휴대전화를 멀리하자. 예컨대 목욕하는 시간과 잠자는 시간이다. 이 시간에 필요한 것은 휴대전화와 같은 전자기기가 아니라 피로나 스트레스를 해소하고 심신의 긴장을 풀어줄 환경이다. 작은 글자나 영상을 눈으로 쫓는 일은 잠시 멈추고 뇌에 휴식시간을 주자.
 남성의 경우에는 휴대전화에서 나오는 전자파의 영향으로 정자의 생존율이나 운동성이 떨어진다는 연구결과도 있다. 바지 주머니에 늘 휴대전화를 넣어두는 것도 결코 바람직하지 않다. 전자파가 인체에 어떤 영향을 미치고 있는지 아직 명확히 밝혀지지는 않았지만, 필요 이상으로 몸에 대고 있으면 좋지 않은 영향을 받을 것이다.

건강보조식품은 만병통치약이 아니다

식생활에 다소 문제가 있지만 건강보조식품을 충분히 먹고 있기에 걱정할 것 없다고 말하는 사람들이 있다. 그러나 건강보조식품이란 어디까지나 보조적인 기능을 할 뿐 그 자체가 의약품이거나 기본적인 식생활을 완전히 대체하지는 않는다는 사실을 분명히 알아야 한다. 건강보조식품의 본래 목적은 보통 식생활에서 섭취하지 못한 것을 보충하는 것이기 때문에 식생활을 소홀히 한 채 건강보조식품만 먹는다면 주객이 뒤바뀐 상황이 되어버린다. 건강보조식품을 먹기에 앞서 그것이 인체에는 약이 되기고 하고 독이 될 수도 있다는 사실을 반드시 명심하자.

예를 들어 노화방지 효능이 있는 비타민 E는 과잉섭취에 의해 골밀도가 낮아진다는 연구결과가 있다. 항산화작용이 높은 비타민 E를 적극적으로 섭취하는 사람들에게는 섬칫한 이야기다. 물론 쥐 실험을 통해 얻은 결과이기 때문에 인간도 동일한 현상이 일어난다고 단정지을 수는 없지만, 건강보조식품의 과잉섭취에 경종을 울리는 결과임에는 분명하다.

비타민 E의 하루 필요량은 성인 여성의 경우 6.5밀리그램이다. 6.5밀리그램을 섭취하면 결핍 증상이 나타나지 않는다는 의미다. 반대로 최대섭취량은 650~700밀리그램이다. 이보다 많은 양을 섭취하면 과잉섭취라는 의미다.

만일 비타민 E를 음식물을 통해 섭취하려면 아몬드 100그램에서 32.1밀리그램을 얻을 수 있다. 그러나 아몬드 100그램을 한꺼번에 먹을 기회는 그리 많지 않다. 만약 건강보조식품 단 1알로 200~300밀리그램을 얻을 수 있는데, 노화가 걱정되니 좀 많이 먹어야겠다는 안이한 생각으로 복용했다가는 과잉섭취가 되어버린다.

영양소는 균형적으로 섭취할 때에 비로소 효과를 발휘한다는 점을 명심하자. 이에 대한 이해를 돕는 것이 '나무통 이론'이다. 영양소 하나하나는 나무통을 구성하는 나무판이다. 나무판의 높이가 하루의 섭취량이다. 한 가지 영양소만 높고 다른 영양소의 높이가 낮아 부족한 상태가 되면 나무통에 물을 담을 수 없다. 나무통에 담을 수 있는 물의 양이 영양소의 효과라고 한다면 나무판은 골고루 일정한 높이를 유지하는 것이 가장 바람직하다.

건강보조식품으로 비타민 B_2를 먹는다고 해도 그 효능을 제대로 발휘하기 위해서는 비타민 B_1이나 B_6을 비롯한 B군도 함께 충분히 섭취해야 한다. 한 가지만 많이 섭취해서는 아무런 소용이 없다. TV나 신문에서 '○○가 좋다!'는 말을 듣고 곧장 그것을 먹는 사람은 먼저 이 나무통 이론 떠올려보자. 또한 콜라겐을 비롯

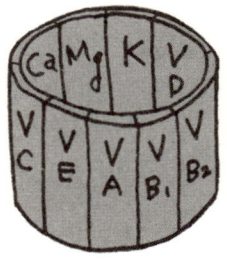 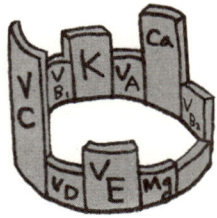

나무통 이론
각 영양소의 하루 섭취량이 충족되지 않으면 나무통은 완성되지 않아 나무통으로서의 기능을 발휘하지 못한다. 한 종류의 영양소만 많이 먹어도 무의미하다는 뜻이다.

하여 코엔자임Q10 등의 영양소가 유행처럼 번지고 있는데, 기본적으로 비타민과 미네랄이 균형 있게 갖춰지지 않으면 무의미하다. 먼저 균형 잡힌 식생활을 실천하자.

미니스커트와 하이힐을 경계하라

여성스러움을 한껏 어필할 수 있는 미니스커트와 꽉 조이는 레깅스 같은 패션을 즐기는 것도 좋지만, 그것을 온종일 입고 있어야 한다면 결코 건강한 선택이라고 할 수 없다. 여름에는 미니스커트에 굽이 5센티미터가 넘는 하이힐이나 샌들을 신고, 겨울에는 하이힐부츠에 미니스커트나 레깅스 한 장만 걸치는 것이 얼마나 하반신의 혈액순환을 악화시키는지 알고 있는가?

하이힐은 다리를 가늘고 길게 보이게 하는 필수 아이템일지는 모르지만 매우 불안정한 자세를 만든다. 그 자세로 오래 있으면 하반신의 혈액순환이 나빠진다. 적어도 출퇴근 시간만이라도 운동화나 굽이 낮은 신발을 신거나 주말에는 하이힐을 신지 않는 것이 건강을 위해 바람직하다.

또한 평소 미니스커트를 즐겨 입는다면 일회용 손난로나 털실로 짠 팬츠, 보온성이나 발열성이 높은 이너웨어를 입는 등 추위에 대한 적극적인 대책을 마련해야 한다. 숄처럼 추울 때 두를 수 있는 것을 늘 가지고 다녀 허리 부위가 차가워지지 않도록 하는 것이 좋다. 저체온인 사람은 몸의 대사가 나쁘고 면역력도 저하되어 있는 경우가 많다. 암세포도 체온이 35도로 떨어지면 활발해진다고 한다.

몸을 따뜻하게 하는 포인트는 굵은 혈관의 온도를 유지하는 것이다. 손발이 차가워졌다고 신체 말단 부위만을 따뜻하게 하는 것은 그다지 효율적이지 않다. 왜냐하면 그 부위의 혈관은 가늘기 때문이다. 체온을 높이기 위해서는 굵은 혈관이 있는 부위를 따뜻하게 하여 대량의 혈액을 단숨에 데우는 것이 신체 말단을 순환하는 혈액까지 효율적으로 따뜻하게 만든다.

따라서 서혜부(허벅지 부근)나 목 부위를 따뜻하게 하자. 온몸에 따뜻한 혈액을 순환시킬 수 있다면 효율적으로 냉증을 없앨 수도 있다. 이 부위는 열중증이 되었을 때에 열을 식히면 좋은 곳이기도 하다. 열중증은 일단 온몸의 열을 신속하게 내려야 하는데, 이 이론을 응용하면 냉증도 해소할 수 있다.

복대, 머플러나 스톨로 보온해야 할 부위의 체온을 확실히 유지하자. 여름에도 덥다고 방심하지 말고 에어컨의 냉기가 강한 곳에서도 냉증에 대비하는 보온상품을 갖추는 것이 좋다. 냉증은 간편한 도구로 약간만 신경 쓰면 얼마든지 극복할 수 있다.

밤새도록 놀지 못하는 것은 나이 탓일까?

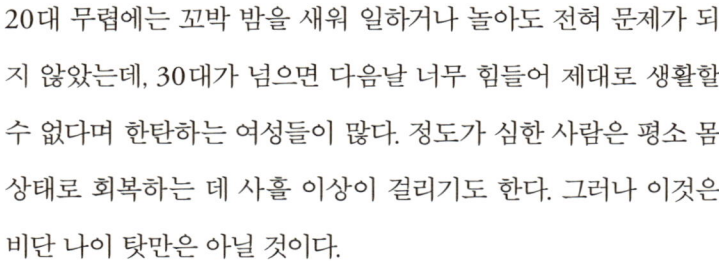

20대 무렵에는 꼬박 밤을 새워 일하거나 놀아도 전혀 문제가 되지 않았는데, 30대가 넘으면 다음날 너무 힘들어 제대로 생활할 수 없다며 한탄하는 여성들이 많다. 정도가 심한 사람은 평소 몸 상태로 회복하는 데 사흘 이상이 걸리기도 한다. 그러나 이것은 비단 나이 탓만은 아닐 것이다.

기본적으로 호르몬 균형이 무너져 있고 자율신경이 원활히 기능하지 못하는 상태이기 때문에 피로를 푸는 데 시간이 걸리는 것일 수도 있다. 특히, 피부 트러블이 오랫동안 지속되는 경우에는 그 배경에 무너진 호르몬 균형이 있다는 점을 고려해봐야 한다. 밤늦도록 놀았거나 여행을 다녀왔다고 피곤한 것이 아니라 근본적인 문제를 안고 있기 때문에 증상이 장기화되고 있는 것이다.

자율신경의 균형이 무너지는 가장 큰 원인은 수면부족이다. 본래 밤에는 수면을 취해 뇌나 몸을 쉬게 해야 한다. 아침부터 저녁이 되기 전까지는 자율신경 중 교감신경이 우위에서 작용한다. 체온이나 심박수가 상승하고 활발히 신체를 움직이도록 교감신경이 활성화한다. 저녁부터 밤 동안에는 부교감신경이 우위에서 기능한다. 체온이 서서히 내려가고 몸은 긴장완화 상태에 들어가 수면을 취한다. 이 같은 자율신경의 임무교대가 수월하게 이뤄질 때 비로소 건강을 유지할 수 있다.

우리 몸에 휴식을 주기 위해 밤에 부교감신경의 스위치를 켜려고 하는데 계속 깬 상태로 밤을 새우면 자율신경은 리듬을 잃고 원활히 제 기능을 하지 못한다. 낮에 졸음이 몰려오거나 밤에 잠들지 못한 상태가 되고 이것은 한층 자율신경의 리듬을 흐트러뜨린다. 그 결과 호르몬 균형도 차례로 무너져 피부 미용은 물론 건강까지 해치고 만다.

새벽 2시 이후에 잠자리에 들어도 규칙적인 생활로 숙면을 취할 수 있다면 문제가 되지는 않지만, 밤을 새우는 사람들은 대부분 수면의 질이 나쁘고 게다가 휴일에는 종일 밀린 잠을 보충하는 것이 문제다.

수면시간은 일주일 동안 일정 시간을 채운다고 해결되는 문제가 아니다. 따라서 부족한 수면을 한꺼번에 보충했다고 해서 정상적인 상태로 되돌아가는 것은 아니다. 평일은 수면부족으로, 휴일에는 필요 이상으로 잠자는 생활은 생체리듬을 더욱 무너뜨리고 자율신경을 혼란스럽게 만든다.

건강한 상태라면 다소 무리를 해도 그것을 회복하는 데 그다지 오랜 시간이 걸리지 않는다. 그러나 평소 호르몬 균형을 악화시키는 생활습관이 누적되었다면 정상적인 상태로 되돌아올 때까지 당연히 시간이 걸린다. 젊다고 지나치게 자만하는 것도 문제이지만, 나이를 탓하며 자신을 합리화하는 것도 반성해야 한다. 낮에 졸음이 몰려오면 가볍게 20분 정도 낮잠을 자는 것은 나쁘지 않다. 규칙적인 수면리듬이 호르몬 균형을 유지하는 가장 기본적인 것임을 잊지 말자.

수면의 질을 높이는 환경 만들기

업무를 마치고 귀가한 뒤에 컴퓨터를 켜고 메일을 확인하는 사람도 있다. 저녁식사를 먹고 목욕을 하고 잠시 휴식을 취한 뒤 잠자리에 들기 전에 많은 사람들이 컴퓨터를 켜거나 스마트폰을 만지작거린다.

그러면 컴퓨터나 스마트폰 화면의 환한 빛이 눈으로 들어와 교감신경을 자극한다. 잠자리에 들기 전 컴퓨터 화면 앞에 앉아 환한 빛을 쬐면 교감신경이 우위에 서고 질 좋은 수면을 방해한다. 텔레비전의 경우는 아무 생각 없이 멍하니 보는 경우가 많지만 컴퓨터의 경우는 문자를 입력하는 등 '뇌가 일하는' 작업을 동반하기 때문에 교감신경을 더욱 활성화시킨다.

밤에는 가능한 한 빛을 억제하여 방 안을 어둡게 하는 것이 좋다. 간접조명을 켜고 밝기를 최대한 낮춰야 한다. 집에 돌아와 목욕한 뒤부터 잠자리에 들기 전까지 차츰 방의 조명을 어둡게 하는 것도 효과적이다.

가능한 한 컴퓨터 사용은 취침 3시간 전에 끝내는 것이 좋다. 하지만 현대인이 실천하기에는 현실적으로 어려울 수 있으니 적어도 취침 1시간 전에 작업을 마치고 잠잘 준비를 시작하자. 만일 늦은 밤까지 컴퓨터를 보고 스마트폰을 손에서 놓지 않는 습관이 있는 사람이라면 그 빈도를 줄이려고 노력해야 한다. 밤에는 가급적 빛을 억제하고 어둡게 지내야 질 높은 수면을 취할 수 있다.

의학적으로 하루 7~8시간의 수면을 취하는 사람이 가장 건강하고 비만도 적다. 6시간 이하 혹은 9시간 이상 잠을 자는 사람은 비만일 가능성이 높고 생활습관병에 쉽게 걸리는 경향이 있다. 바쁜 현대 여성이 일정한 시간 동안 수면을 취한다는 것은 어려운 일일지도 모르지만, 적어도 하루 6시간 이상은 잠을 자야 한다.

수면시간이 적으면 어떤 일이 일어나는 것일까? 먼저 수면이란 뇌가 휴식을 취하는 시간으로 하루 종일 일한 뇌가 쉴 수 있도록 도와준다. 이 휴식시간이 적으면 뇌는 과부하에 걸리고 황폐해지고 만다. 호르몬의 분비도, 자율신경 균형도 뇌의 시상하부라는 부분이 지령을 내리고 있기 때문에 수면시간이 줄어들어 뇌에 피로가 쌓이면 시상하부는 지령을 원활히 내릴 수 없게 된다. 그로 인해 날이 갈수록 신체에 악영향을 미쳐 더 큰 질병을 불러오는 결과를 낳는다.

게다가 수면의 질은 나이가 들면서 점차 나빠지는 경향이 있다. 좀처럼 잠들지 못하거나 수면이 얕고 수면 도중에 깨는 일이 잦아진다. 나이를 먹으면서 점차 수면시간이 줄어든다 하더라도 20~30대에는 적어도 하루 6시간 이상 잠을 자야 한다. 실제로 전체 수면시간 중 질 좋은 수면이 이뤄지는 시간은 이보다 훨씬 짧다는 점을 기억하라.

왜 아침에 개운하게 일어나지 못할까?

'저혈압이라 아침에 일어나기 힘들다'고 말하는 여성들이 많다. 아침에 좀처럼 일어날 수 없는 것은 자율신경이 흐트러져 있다는 증거로 질 좋은 수면을 취하고 있지 못하다는 증거이기도 하다. 당연히 호르몬 균형에도 영향을 미칠 가능성이 매우 크다. 체질상의 문제라기보다는 바람직하지 않은 생활습관을 오랫동안 해 온 결과임을 자각해야 한다.

  본래 건강한 사람은 기본적인 생리적 욕구로 인해 잠에서 깬다. 즉 배가 고파서 깨는 것이다. 산뜻하게 잠에서 깨지 못하는 것은 교감신경이 흥분한 상태로 깊은 잠을 이루지 못했기 때문이다. 피로나 스트레스, 과음의 영향도 있지만, 여성의 경우는 수면에 대한 질과 양을 의심해봐야 한다. 만일 자신도 모르는 사이에 코를 곤다면 수면의 질은 떨어질 수밖에 없다. 무슨 일이든 체질 탓만을 할 것이 아니라 일단 자신의 생활습관을 객관적으로 되돌아보고 반성해보자.

아침 햇살을 쬐는 것으로 말끔히 잠을 깨는 방법도 있다. 차광커튼을 걷어 침실로 아침 햇살이 들어오도록 하자. 아침인지 밤인지 모르는 어두컴컴한 방에서는 자율신경을 단련할 수 없다. 빛의 효과는 생각보다 크다. 실제로 우울증 치료를 위해 광(光)요법이 도입되고 있을 정도다. 아무렇지 않게 일상에서 쬐고 있는 빛은 눈으로 들어와 건강에 좋을 수도 있고 나쁘게 작용할 수도 있다는 사실을 명심하자.

안티에이징을 위해 필요한 멜라토닌과 성장호르몬

밤에 일하는 사람들에게는 가슴 아픈 사실이지만, 밤낮이 뒤바뀐 생활은 호르몬 균형을 쉽게 무너뜨리고 노화를 촉진시킨다.

그만큼 밤낮이 바뀐 생활에는 해로운 점이 많다.

여기서 중요한 호르몬은 멜라토닌과 성장호르몬이다. 멜라토닌은 아침에 빛을 쬐면 분비되는 호르몬으로서 수면이나 생체리듬을 맡고 있다. 그런데 특이하게도 멜라토닌은 아침에 빛을 쬐고 나서부터 약 14시간 뒤에 분비된다. 결국 멜라토닌이 나오기 시작하면 자연히 졸음이 몰려오고 깊은 잠에 빠져드는 시스템이다.

아침에 빛을 쬐지 않고 잠자는 경우에는 멜라토닌의 분비 시스템에 문제가 생긴다. 밤낮이 뒤바뀐 생활로는 멜라토닌 분비가 순조롭지 않아 수면의 질이 떨어질 수밖에 없다.

또한 인간의 몸에서는 원래 체내시계가 작동하고 있다. 하루는 24시간이지만 체내시간은 25시간이다. 정상적인 생활을 해도 매일 1시간씩 체내시간이 늦어지고 그만큼 실제 시간과 차이가 난다. 이 어긋남을 리셋해주는 것이 바로 멜라토닌이다. 멜라토닌은 24시간의 생활에 맞춰 자연스럽게 생체리듬을 조절해준다.

사실 멜라토닌은 세로토닌이라는 뇌내 신경물질에서 만들어진다. 세로토닌은 행복감을 불러오는 물질로서 이것이 부족해지면 우울증이 된다. 세로토닌이 부족한 우울증 환자가 불면증에 시달리는 것은 바로 멜라토닌의 분비가 원활하지 않기 때문이다.

또한 성장호르몬은 몸을 젊게 유지하는 데 필요한 호르몬이다. 사춘기에 가장 많은 양이 분비되고 이후 점차 감소하지만 성인이라도 어느 정도는 분비된다. 근육이나 면역력 강화, 피부세포의 재생, 신진대사의 촉진, 피로 해소 등 건강하게 살아가는 데 필요한 작용 외에도 안티에이징을 위해서도 꼭 필요한 호르몬이다. 성장호르몬은 잠자리에 든 다음 첫 번째 맞이하는 깊은 수면 동안 분비된다. 잠이 얕으면 성장호르몬은 좀처럼 분비되지 않기 때문에 수면과 안티에이징에는 밀접한 관계가 있다.

밤 10시부터 새벽 2시 사이에 성장호르몬이 분비된다고 하는데, 사실은 깊은 수면에 빠졌을 때 가장 많은 양이 분비되기 때문에 시간과는 무관하다. 단지 밤낮이 역전되어 밝은 시간에 잠자는 사람은 빛의 영향으로 수면의 질이 떨어지기 쉽다. 그때 성장호르몬의 분비도 영향을 받아 적게 분비된다.

야근하는 것도 아닌데 밤낮이 뒤바뀐 사람은 심각하게 고민해야 한다. 멜라토닌과 성장호르몬이 제대로 분비되지 않아 생기는 폐해를 고스란히 몸이 받고 있는 것이다. 다른 사람들보다 늙어 보일 만큼 이른 노화를 초래하는 것도 이런 호르몬의 부족과 관련이 있다.

지나친 살균은 오히려 면역력을 저하시킨다

최근에 지나칠 정도로 살균이나 소독, 냄새 제거에 열을 올리는 사람들이 있다. 그 정도로 소독·살균·탈취가 필요한 것일까? 위생상태가 좋지 않았던 시대에는 청결이 생명을 보존하기 위한 수단이었지만 요즘에도 과연 그럴까? 물론 몸에 나쁜 영향을 미치는 병원균은 없애는 것이 당연하지만, 일상생활에서 잡균이나 냄새 제거에 지나치게 집착할 필요는 없다.

인간의 몸에는 손을 비롯하여 입, 요도, 질에도 다양한 세균들이 살고 있으며 장 속에도 유해균과 유익균이 균형을 이루고 살고 있다. 사람의 몸뿐만 아니라 이 지구상에는 수천 미터의 땅 속이나 남극의 얼음에서도 세균이 살고 있으니 우리는 세균을 벗어나 살 수 없다. 세균을 완벽하게 없애는 것이 아니라 세균과 함께 살아가는 방법을 터득하는 것이 건강을 위해 더 바람직하다.

매일 밤낮으로 탈취 스프레이를 옷이나 방에 뿌리면서 오히려 면역력을 약화시키고 있지는 않은지 되돌아봐야 한다. 어느 정도의 오염이나 균에 대하여 저항력을 키울 때 신체의 면역력은 강화된다. 이런 관점에서 어린 아이들의 흙장난을 무조건 말리는 것은 바람직하지 않다. 한 줌의 흙 속에는 수백 가지의 세균이 있는데, 아이들은 흙장난을 통해 수많은 세균에 대한 면역력을 키울 수 있다. 인간의 몸에 있어 중요한 세 가지 시스템 중 하나인 면역력이 약해지면 호르몬도 자율신경도 차례로 약해진다.

    항균제품을 지나치게 빈번히 사용하면 신체에 어떤 영향을 미치는지에 대한 연구는 아직 진행되지 않았지만 어쩌면 몇 년 뒤에 탈취물질 혹은 소독물질이 인체에는 독극물이었다는 놀랄만한 사실이 불거져 나올지도 모른다.

화학물질에 지나치게 노출되지 않는 생활을!

모기나 파리 등의 해충이 유쾌하지 않은 것만은 분명하지만, 모기 퇴치 홈매트를 24시간 켜놓고 약품을 뿌려대는 것은 결코 바람직하지 않다. 집뿐 아니라 사무실에서도 살충제를 빈번히 사용한다면 방대한 양의 화학물질에 노출되는 꼴이 되고 만다.

    살충제에 사용되는 화학물질 중에는 장기간 사용할 경우 인체에 악영향을 미칠 가능성이 있는 것도 있다. 그 물질 중에 호르몬 균형을 깨는 물질이 전혀 들어 있지 않다고 누가 장담할 수 있겠는가? 시중에서 판매되고 있는 가정용 살충제에는 유럽연합(EU)이나 세계야생동물기금(WWF) 등에서 유해물질로 등재하고 사용을 엄격히 제안하는 물질들도 포함되어 있는 경우도 있으므로 최소한의 양만 사용하거나 자제하는 것이 좋다.

또 우리가 인공적으로 만들어 사용하는 물질에는 '환경호르몬'처럼 본래의 호르몬 균형을 해치고 무너뜨리는 화학물질이 있을지 모른다. 환경호르몬의 정확한 표현은 '내분비계 교란물질'이다. 외부에서 들어온 환경호르몬은 화학구조가 우리 몸속의 호르몬과 비슷한데, 몸속 세포의 수용체가 외부에서 들어온 환경호르몬을 호르몬으로 착각하여 환경호르몬과 결합하여 각종 암을 유발하고 생식기능 저하, 기형, 성장장애를 초래할 수 있다는 것이다. 즉 우리 몸속에서 호르몬을 분비하는 내분비계를 교란하는 물질이라는 뜻이다.

합성화학물질에 대해서 지나치게 예민해지면 대부분의 일용품과 화학제품을 사용할 수 없게 된다. 그보다는 정상적인 사용법에서 벗어나지 않도록 하고 오남용을 방지하는 태도가 필요하다.

향기가 첨가된 유연제 역시 세탁할 때 자주 사용하는 경우가 많은데, 의류를 부드럽게 하고 향기를 더해주는 원래의 목적 이외에 어떤 부작용이 있을지 의심해봐야 한다. 미국에서도 일부 의사들은 섬유유연제나 향료가 들어간 세제, 탈취제의 사용에 경고의 목소리를 높이고 있다. 분명 유연제를 사용하게 되면 쓸데없이 화학물질이 필요 이상으로 피부에 닿게 된다.

제조사가 인체에 영향을 미치는 화학물질을 악의적으로 사용할 리는 없지만, 장기 사용의 안전성에 대해서는 장담할 수 없을 것이다. 일상생활에서 화학물질을 잦은 빈도로 또는 필요 이상으로 많이 사용하는 것은 결코 바람직하지 않다.

호르몬이 들어간 화장품은 도움이 될까?

'여성호르몬 배합'이라는 문구를 내건 기초화장품이 시판되고 있다. 실제로 어떤 효과를 기대할 만큼 여성호르몬의 양은 들어 있지 않을 것이다. 하물며 그것이 호르몬인지도 분명치 않다. 호르몬 양 물질 혹은 호르몬과 같은 작용을 하는 물질이라면 충분히 이해되지만, 여성호르몬 그 자체를 화장품에 넣었다면 그것은 분명 합성물질일 것이다. 향료나 보존료도 다량으로 들어갔을지 모르기 때문에 무턱대고 사용하는 것은 결코 바람직하지 않다. 갱년기장애 치료제로 사용되는 호르몬제나 의료기관에서 취급하는 천연 호르몬크림은 피부에 대한 어떤 효과를 기대할 수 있다. 하지만 시중에서 판매되는 호르몬의 경우에는 그 효과를 신뢰하기 힘들다. 호르몬이라는 광고 문구에 현혹되지 않도록 주의하자.

호르몬이 보내는
SOS 신호를 주시하라

생리 시작일과 적정체중을 기억하라!

이것은 증상이라기보다는 습관과 의식의 문제다. 생리가 시작된 날 정도는 수첩이나 일기장에 기록해두길 바란다. 좀 더 욕심을 부리면 어느 시기에 어떤 증상이 나타나고, 어느 단계에서 어떤 변화가 일어나는지 자신의 몸 상태에 대해서 기록해두면 좋다. 자신의 몸에 대한 자각을 높임으로써 실제로 몸 상태가 어떻게 변하는지를 알 수 있다.

최근에는 스마트폰에 건강관리 어플리케이션을 설치해서 사용할 수도 있다. 기초체온이나 생리 시작일 등 숫자만 찍어 넣으면 그래프로 일목요연하게 보여준다. 하지만 이것으로 모든 것이 해결되지는 않는다. 생리주기는 정식으로 측정한 것만큼 정확하지 않을 가능성도 있고, 사이트에서 예측한 배란일도 그저 예측에 불과하다.

자신이 기록한 내용은 몸을 관리하는 데 참고사항일 뿐이며 그것을 절대적으로 신뢰해서는 안 된다. 적어도 이상을 느끼거나 불안한 증상이 나타난다면 부인과를 찾아가 전문가의 상담을 받아봐야 한다.

최근에는 인터넷 사이트에 질의응답 코너가 마련되어 있는데, 증상에 관한 질문에 일반인이 답한 것을 믿고 따르려는 경향이 있다. 전문의의 진찰도 받지 않은 상태에서 일반인의 판단을 믿고 따르는 것은 자칫 위험한 결과를 초래할 수도 있다.

체중변화도 호르몬 균형을 나타내는 한 가지 신호로 해석할 수 있다. 최근 5년간 5킬로그램 이상 체중이 증가한 사람은 호르몬 불균형에 의해 신진대사가 저하될 수도 있다는 점을 고려해봐야 한다. 물론 나이가 들면서 나타나는 자연스러운 대사 저하로 체중이 증가했을 가능성도 있다.

여성호르몬인 에스트로겐 중에서 활성이 약한 '에스트론'은 지방에서 생성되는데, 지방이 지나치게 많아지면 호르몬 균형이 무너지는 악순환에 빠지고 만다. 특히 비만인 사람에게 자궁암이나 유방암의 발병률이 높아 지방의 증가나 체중 증가를 위험인자로 꼽기도 한다. 물론 프로게스테론이 적절히 분비되어 에스트로겐의 단점을 완화시켜준다면 문제될 것이 없다. 하지만 에스트로겐이 우위에 놓인 상태가 계속 이어지면 이 같은 폐해가 일어나기 쉽다.

특별히 과식하는 것도 아닌데 계속 살이 찌는 원인을 찾을 수 없다면 가장 먼저 호르몬 불균형을 의심해보는 것이 좋다. 체중의 증감은 항상 1킬로그램 정도가 가장 이상적이다. 갑자기 체중이 증가하거나 계속 체중이 붙는다면 그 원인이 무엇인지 한 번은 곰곰이 생각해보자.

불룩한 뱃살은 에스트로겐 부족 때문이 아닐까?

체중 증가로 인해 허리 사이즈가 증가한 사람도 좀 더 세심한 주의를 기울여야 한다. 이것은 에스트로겐이 줄어들고 있다는 신호로 생각할 수 있기 때문이다. 사실 에스트로겐에는 피하지방을 붙여 여성다운 몸매를 만드는 동시에 내장에 지방이 붙는 것을 억제하는 기능이 있다. 내장과 복부에만 지방이 붙기 시작했다면 에스트로겐이 감소하고 있다고 해석할 수 있다.

실제로 갱년기를 맞이한 여성은 내장지방이 쉽게 붙어 생활습관병의 발병 확률이 확연히 높아진다. 허리 사이즈가 10센티미터 이상 증가하여 20대에 입던 청바지를 더 이상 입지 못하게 된 여성의 경우는 호르몬 균형이 나빠져 있을 가능성도 고려해봐야 한다.

게다가 나이를 먹을수록 지방은 빼기가 더욱 어려워진다. 지금 자신이 어떤 식생활을 하고 있는지 되돌아보고 꾸준히 규칙적으로 운동하는 습관이 필요하다. 특히 원래부터 통통한 체형인 사람은 더욱 주의해야 한다. 지방세포의 수가 많은데다 쉽게 살이 빠지지 않기 때문이다.

지방세포는 생리활성물질(신체기능을 조절하는 물질)인 '아디포넥틴(adiponectin)'을 분비한다. 아디포넥틴에는 지방 연소를 촉진하고 인슐린의 효과를 높여 혈당치를 낮추는 기능이 있어서 살이 빠지기 쉬운 몸을 만들기 때문에 일명 '다이어트 호르몬'이라 불

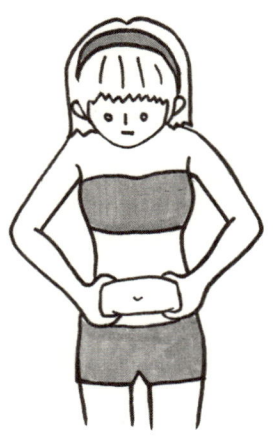

내장지방형 비만의 측정법

① 허리둘레(배꼽 주변)가 90센티미터 이상이다

② 허리둘레 ÷ 엉덩이둘레가 0.85 이상이다
  (여성의 경우)

③ 바르게 선 상태에서 배꼽 옆을 손가락으로 집을 때 집히지 않는 경우는 내장지방일 가능성이 크다. 2센티미터 이상 집히는 경우는 피하지방이다

린다. 그런데 내장지방이 많으면 아디포넥틴의 분비가 어려워진다. 복부에 지방이 붙은 사람은 다이어트 호르몬이 순조롭게 분비되지 않아 더욱 살이 빠지기 어려운 체질이 된다.

더 나아가 당뇨병이나 지질이상증과 같은 생활습관병의 발병 위험이 더욱 높아진다. 내장지방이 얼마나 많은지는 앞 페이지의 기준치를 근거로 판단하자. 자신의 허리(배꼽 주위)나 엉덩이를 측정하고 확인하면 된다.

말단냉증과 내장냉증을 방치해서는 안 된다

냉증에는 두 종류의 유형이 있다. 자각하는 냉증과 자각하지 못하는 냉증이다. 자각하는 냉증은 신체의 말단 부위인 손발이 차가운 '말단냉증'으로 심한 경우에는 통증을 동반하거나 불면증에 시달리기도 한다. 단, 자신이 냉증이라는 것을 자각하는 만큼 냉증 해소를 위해 최대한 노력하는 경우가 많다.

그런데 신체의 말단 부위인 손발의 말초혈관은 가늘기 때문에 차가운 부위만을 따뜻하게 해도 체온 유지라는 측면에서는 매우 효율성이 떨어진다. 손발이 차고 통증이 느껴지는 사람은 말단뿐 아니라 굵은 혈관이 지나는 부위도 따뜻하게 해줘야 한다. 목이나 서혜부(사타구니), 골반 주변을 따뜻하게 해야 몸 전체의 체온이 올라간다.

또 다른 유형의 냉증은 '내장냉증'인데, 복부나 내장 부위가 차갑지만 거의 자각하지 못하기 때문에 말단냉증보다 더 위험하다. 자기 자신이 냉증이라는 자각을 하지 못하므로 냉증 해소에 대한 대책이 미흡할 수밖에 없다.

먼저 겨드랑이 아래와 복부를 직접 만져보자. 복부가 차게 느껴지는 사람은 내장냉증이다. 내장이 차면 기능이 저하되어 소화나 대사가 나빠진다. 호르몬을 분비하는 난소도 당연히 냉증으로 혈액순환이 나빠진다. 난소가 지나치게 차가워 호르몬을 순조롭게 분비하지 못할 가능성도 있다. 체온이 0.5도만 내려가도 체내 효소의 활동력이 저하되고 면역력도 35%나 떨어진다는 연구 결과가 있다. 반대로 체온이 올라가면 혈액순환이 활발해지고 백혈구의 기능도 향상되어 면역력이 개선되는 효과를 얻을 수 있다.

자신의 냉증을 판단하기 위한 기준은 역시 체온이다. 평균체온이 36.4도 정도는 되어야 한다. 여성에게 이상적인 체온은 36.7도이다. 배란 이후에는 37도를 넘기도 한다. 그러나 현대 여성은 냉증을 앓고 있는 경우가 많고 평균체온이 36도 이하인 사람도 매우 많다.

냉증은 추운 겨울철에만 문제가 될까? 그렇지 않다. 여름철에도 24시간 냉방이 잘된 방에 있으면 몸은 차갑게 식는다. 결국 계절을 불문하고 일 년 내내 여성은 냉증과 싸워야 한다. 또 자신의 체온에 둔감하면 당연히 호르몬 균형은 나빠질 수밖에 없다.

여성은 남성에 비해 근육량이 적기 때문에 열의 생성능력이 떨어진다. 냉증 환자의 90%는 여성이며 그 중에서도 날씬한 사람들이 냉증에 취약한 편이다. 냉증을 물리치기 위해 해야 할 노력을 다시 한 번 정리하면 다음과 같다.

- 말단 혈관뿐만 아니라 굵은 혈관도 따뜻하게 한다.
- 큰 근육을 자주 움직이고 근육량을 키운다.
- 몸을 차게 하는 음료와 음식은 피한다.
- 카페인이 다량 함유된 음료도 자제한다.
- 배꼽티나 미니스커트처럼 노출이 많은 옷은 피한다.
- 매일 1만 보 이상 걷도록 노력한다.

냉증은 세포의 에너지 부족 사태를 초래할 수도 있다. 이것은 무슨 말일까? 냉증으로 인해 혈액순환 장애가 발생하면 세포에 에너지 공급에 차질이 생기고 노폐물이 누적되어 만성피로에 시달릴 수 있다.

여성들을 대상으로 자신의 건강 중 '지금 가장 고민이 되는 증상'에 대해 설문조사를 실시했다. 설문에 답한 여성들 중 약 80퍼센트가 공통적으로 체크한 것은 '나른하다, 피로하다'는 항목이었다. 대부분의 여성들이 원인을 알 수 없는 만성피로감에 시달리고 있는 것이다.

그 원인으로 여러 가지를 꼽을 수 있지만 가장 먼저 의심해볼 수 있는 것은 혈액순환 장애이다. 온몸의 세포에 에너지원이 되는 영양분을 운반하는 것은 혈액이다. 혈액순환이 나쁘면 에너지를 효과적으로 만들어낼 수 없고 노폐물이 계속 몸속에 쌓이게 된다. 여성의 경우에 혈액순환을 악화시키는 요인 중 하나는 바로 냉증이다.

그와 더불어 면역력 및 자연치유력의 저하도 꼽을 수 있다. 신체 외부에서 침투한 병원체에 저항하는 힘이 약해지거나 신진대사가 나빠져서 나른하고 쉽게 피로감을 느끼고 회복도 더디게 된다. 원래 자율신경 중 부교감신경이 우위에서 기능하면 몸도 뇌도 휴식을 취하고 피로도 풀린다. 피로가 쌓인 시점에서 자율신경이 흐트러지면 한 걸음 더 나아가 호르몬 균형도 무너지고 만다.

고작 나른함과 피로에 불과하지만 큰 병으로 발전하기 전에 그것이 어디서 비롯된 것인지를 자각하고 자신의 생활습관을 개선하려는 노력을 기울여야 한다.

성욕이 저하되면 삶에 대한 의욕도 떨어질까?

나이가 들면서 이전보다 성욕이 감소했다고 호소하는 사람도 있다. 성욕이 감퇴했다는 것이 곧 여성호르몬이 줄었다거나 혹은 충분하지 않다는 것을 의미하지는 않는다. 흔히 '여성은 나이가 들면 성욕이 증가한다'는 속설이 있고 또 '20~30대에는 소극적이지만 40대에는 능동적으로 변한다'고 말하기도 한다. 30대 여성의 경우는 상대적으로 남편이 잠자리를 원하는 반면, 40대 여성의 경우는 여성 자신이 오히려 잠자리를 원한다는 의미일 것이다.

그렇지만 성욕은 사람마다 각각 다르고 절정을 맞이하는 연령대도 십인십색이다. 나이를 먹을수록 성욕이 증가하는 사람이 있는가 하면 점차 흥미를 잃는 사람도 있다. 원래 흥미가 없는 사람이 있는가 하면 섹스에 관심도 많고 유독 실행력이 강한 사람도 있기 때문에 뭉뚱그려서 한마디로 단정할 수 없다.

단지 여기서 문제가 되는 것은 성욕 저하가 곧 삶의 전반에 대한 의욕 저하로 이어지는지 여부이다. 스트레스가 많고 다양한 것에 흥미를 가지지 못하고 어느 것에도 의욕이 생기지 않는다면 호르몬 균형에도 어떤 영향이 미쳤을 가능성이 있다. 심인성 의욕 저하 상태라면 자율신경이나 호르몬 균형에도 안 좋은 영향을 미친다고 예상할 수 있기 때문에 하나의 신호로서 성욕 저하를 꼽을 수 있다.

이전과 비교하여 명확히 성욕이 감퇴한 사람, 성욕뿐 아니라 새로운 것에 흥미를 가지지 않고 일상생활에서도 의욕이 생기지 않는 사람은 호르몬 분비가 원활하지 않다는 신호로 이해할 수 있다.

호르몬 균형이 깨지면 배란장애가 생길 수 있다

아이를 갖고 싶은데 좀처럼 임신이 되지 않는 경우에 불임증의 원인으로 여러 가지를 생각할 수 있다. 난자나 수정란이 난관을 지나가지 못해 임신이 되지 않는 난관장애, 배란이 순조롭게 이뤄지지 않는 배란장애 외에 원인이 분명하지 않는 경우도 많다. 특히 여기서 주목하고 싶은 것은 배란장애다.

배란장애는 에스트로겐이나 그 분비에 관한 호르몬이 원활히 분비되지 않아 난포의 발육이 좋지 않거나 배란이 일어나지 않는 상태를 가리킨다. 평소 호르몬 균형을 전혀 고려하지 않은 생활을 계속하면 호르몬 균형은 정상적인 상태로 회복하기 어려워진다. 더 나아가 아이를 원할 때에 바로 임신할 수 있다고 장담할 수 없는 것이다.

더욱이 나이를 먹을수록 난자도 노화한다. 난자의 수는 이미 태어날 때에 정해져 있고 매월 배란으로 형성된다. 난자의 생명력은 나이를 먹을수록 점차 약해지고 수정하는 힘도 쇠퇴한다. 결국 난자에는 유효기간이라는 것이 존재한다. 35세를 넘으면 난자의 수정 능력은 현저히 떨어진다. 이 때문에 35세 이후에 아이를 갖는 것을 고령출산이라고 하여 조심하는 것이다.

　이러한 현실을 알면 호르몬 균형을 정돈하는 것이 얼마나 중요한지 이해할 수 있다. 지금 불규칙한 생활을 보내고 있거나 아직 젊기에 문제될 것 없다며 근거 없는 자신감을 가진 사람은 당장 오늘부터 개선 방법에 대해 고민해야 한다.

생리전증후군이 있을 때는 바나나를 먹자

무턱대고 단것이 먹고 싶을 때가 있는데, 그 원인 중 하나는 지나친 스트레스다. 짜증나고 불안할 때 초콜릿이나 사탕처럼 단것을 먹으면 일시적으로 마음이 차분해지는데, 짜증이나 불안을 경감시키는 세로토닌 호르몬을 만들기 위해서는 당분이 필요하기 때문이다. 또한 뇌가 활성화되어 도파민과 같은 쾌락물질을 분비하기 때문이기도 하다.

　그러나 포도당 같은 당질, 특히 설탕에는 의존성이 있다. 혈당치를 급격하게 올리는 작용이 있지만 그 이후 급격히 떨어진다. 단것을 먹으면 이 같은 급격한 혈당치의 변동이 일어나고 다시 먹고 싶은 충동 때문에 중독성이 나타난다. 당분이 부족하면 일시적으로 초조하거나 불안한 정신 상태를 일으키기 쉽다.

원래 설탕이 들어간 과자나 음료를 과잉섭취한 사람은 이처럼 급격한 혈당치 변화에 노출되기 쉽다. 시간대를 불문하고 공복도 아닌데 느닷없이 단것이 먹고 싶은 충동을 느낀다면 마음이 지쳐 있거나 스트레스에 노출되었다는 증거다. 이런 상태가 호르몬 균형을 무너뜨리고 건강 전반에 걸쳐 악영향을 끼친다는 것을 명심하자.

특히 여성의 경우 생리 전에 호르몬 변화와 더불어 당분 섭취에 대한 강한 충동이 쉽게 일어난다. 스스로 통제할 수 없을 만큼 갑자기 단것이 먹고 싶다면 설탕이 든 단 과자나 가당 주스가 아니라 현미밥을 꼭꼭 씹어 먹자. 밥에 들어 있는 당질은 혈당치를 완만하게 상승시키기 때문에 급격한 혈당치 변화를 동반하지 않고 중독성도 없다.

생리 전에 대부분의 사람들은 피부가 거칠어진다. 이것을 호르몬 균형이 깨졌기 때문에 나타나는 증상이라고 단정할 수는 없다. 호르몬 균형이 좋은 사람도 생리 전 호르몬 변화에 의해 어떤 이상 증세가 나타나는 경우가 있기 때문이다.

배란까지는 에스트로겐이 우위로 분비되지만 배란을 계기로 이번에는 프로게스테론이 우위에 선다. 분비량은 극히 미량이지만 이 교체 시기에는 호르몬의 변화에 따라 몸에 이상 증세가 일어나기 쉽다. 피지가 과잉 분비되어 여드름이 생기기도 하고 피부의 수분과 유분의 균형이 무너져 푸석푸석 거칠어지기는 등 피부가 불안정한 상태에 놓인다. 그 외에도 붓거나 변비, 어깨결림, 초조 등 사람에 따라서 여러 가지 증상이 일어난다. 이것이 바로 생리전증후군(PMS)이다.

생리전증후군 증상에 효과적인 식품이 있는데, 바로 손쉽게 구할 수 있는 바나나다. 바나나에는 피부 건강을 유지하는 비타민 B_6나 피부세포의 재생을 촉진하는 아미노산, 붓기나 변비를 예방하는 칼륨이나 마그네슘이 풍부하게 함유되어 있다. 생리 전에는 바나나를 사서 간식으로 섭취하면 생리전증후군을 어느 정도 예방할 수 있다.

스트레스나 피로가 쌓일 때는 헐렁한 바지를 입자

칸디다(Candida)는 원래 질내 상주하는 세균이다. 보통 때는 얌전한데 스트레스를 받아 면역력이 저하되면 순식간에 증식한다. 입 안이나 질, 외음부 같은 피부에 존재하며, 하얗게 덩이진 분비물을 만들어내고 음부에 극심한 가려움증을 유발할 수 있다.

정상적인 상태에서는 인체에 아무런 해를 끼치지 않지만 항생제를 장기간 사용하거나 인체의 면역력이 약해졌을 때 체내에서 이상번식을 하여 말썽을 일으킨다. 항생제의 장기간 사용이 위험한 이유는 항생제의 과용으로 인해 살균 작용을 하는 질 속의 정상세균이 줄어들면서 칸디다 균이 갑자기 번식할 수 있기 때문이다.

칸디다질(외음)염은 누구에게나 일어날 수 있는 대중적인 질환인데, 면역력이 저하된 사람은 여러 번 반복해 나타난다. 분비물의 상태가 평소와는 완연히 다르기 때문에 처음 겪는 사람은 놀라서 황급히 물로 씻어내려 한다. 질 안까지 비누로 씻어내는 사람도 있는데, 이것은 오히려 역효과를 불러일으켜 칸디다균의 번식을 촉진시킨다. 깨끗한 물로 가볍게 씻어주는 것만으로도 충분하며 화학적 성분이 들어 있지 않는 세정제를 사용하되 가급적 그 횟수를 제한해야 한다. 생리 기간 중에는 면역력이 저하되고 세균 감염이 쉽게 일어나기 때문에 생리대를 자주 갈아주고 대중목욕탕은 이용하지 않는 것이 좋다.

칸디다를 여러 번 반복하여 앓는 사람은 면역력이 저하되어 있거나 과도한 스트레스에 노출되어 있는 경우가 많다. 약물 치료와 병행하여 칸디다가 반복하여 발병하는 원인 자체를 개선해야 한다. 그리고 그 배경에 호르몬 균형을 깨뜨릴 위험성도 내재되어 있다는 점을 알아야 한다. 칸디다균을 증식시키는 '화끈거림(통기성이 나빠 열기가 모이는 현상)'에도 주의가 필요하다.

우선 몸에 딱 붙는 거들이나 레깅스, 스키니진, 통기성이 나쁜 속옷은 되도록 피하고 면이나 실크처럼 통풍이 잘되는 속옷으로 바꿔야 한다. 나일론 같은 합성섬유 재질의 속옷은 습기를 조절하지 못해 세균이 증식될 수 있다.

여성에게 탈모와 여드름은 왜 생기는가?

 나이가 들면서 점점 머리카락의 광택이나 탄력이 사라지고 머리숱도 줄어든다. 그 원인 중 하나로 에스트로겐의 감소를 꼽을 수 있다. 갱년기에 접어들면 더욱 현저하게 나타나는데 실제 에스트로겐의 감소만이 원인은 아니다. 20~30대에도 탈모가 증가하는데 그 배경에는 복합적인 요인이 도사리고 있다.
 가장 먼저 꼽을 수 있는 것은 스트레스다. 스트레스가 많으면 호르몬 균형이 나빠지고 상대적으로 에스트로겐이 제 효능을 발휘하지 못한다. 호르몬의 분비량이 부족하다기보다는 제 기능을 발휘하기 어려운 상태라고 말할 수 있다. 또한 냉증에 의한 혈액순환 장애도 탈모의 원인으로 지적할 수 있다. 혈액순환이 나빠지면 두피의 영양부족이 일어난다. 욕조의 따뜻한 물에 몸을 담그지 않고 간단히 샤워로 씻는 사람은 두피까지 따뜻해지지 않아 쉽게 차가워질 수 있다. 게다가 스트레스에 의해서도 혈액순환이 나빠지기 때문에 주의해야 한다.
 나아가 단백질이나 미네랄 부족도 탈모를 초래한다. 머리카락의 성분이 되는 아미노산을 증가시키기 위해서는 양질의 단백질을 섭취하는 것도 중요하다. 달걀이나 콩, 고기나 생선의 단백질을 골고루 섭취하는 것이 좋다.

그 외에도 아연이나 철, 구리 같은 미네랄, 비타민 B군은 발모와 모발의 유지에 필수적인 영양소다. 현대인은 '칼로리 과다, 영양 결핍' 식생활을 하기 때문에 필연적으로 탈모가 나타날 수밖에 없다.

마지막으로 머리를 감는 방법에도 주의를 기울여야 한다. 샴푸의 실리콘이나 계면활성제의 성분은 머리카락이나 두피에 좋지 않은데, 문제는 그 성분보다 제대로 충분히 헹구지 않는 습관에 있다고 말할 수 있다. 두피 주변의 오염물이나 여분의 피지를 깨끗이 씻어내야 두피의 건강을 유지할 수 있다.

샴푸에 어떤 성분이 들어 있느냐를 따지는 것보다 피지와 기타 오염물질을 얼마나 깨끗이 세정하고 말끔히 헹구느냐가 중요한 것이다. 메이크업처럼 샴푸도 하는 것보다 지우는 것이 중요하다. 이것이 두피의 건강을 유지하고 탈모를 막는 요령이다.

두피 건강을 위협하는 요소
• 스트레스로 인한 호르몬의 불균형

- 갱년기 이후 에스트로겐의 감소
- 단백질과 미네랄, 비타민B의 결핍
- 샴푸 후 제대로 헹구지 않는 습관

여드름 때문에 고민하는 여성도 많은데, 사춘기가 지나서도 왜 여드름은 계속 생기는 것일까? 얼굴이나 목, 등 부위에 여드름이 생기는 것은 모두 남성호르몬의 작용 때문이다. 소량이지만 여성의 난소나 부신에서도 남성호르몬은 생성된다. 과도한 스트레스를 받으면 활성도가 매우 높은 남성호르몬의 분비가 증가한다. 또한 스트레스에 대항하는 호르몬이 부신에서 분비되면서 동시에 남성호르몬도 분비된다.

이렇게 되면 남성호르몬의 작용이 나타나기 쉬운 신체 부위의 피지 분비가 왕성해져 여드름이 생기기 쉽다. 얼굴이나 목, 등은 남성에 비유하면 수염이나 체모가 짙은 부분으로 피지선이 많이 있다. 남성의 육체적인 특징을 여실히 드러내는 부위이기도 하여 남성호르몬 작용이 쉽게 나타난다.

얼굴, 목, 등 부위의 여드름을 피하기 위해서는 만성적인 스트레스 상태를 개선해야 한다. 의식적으로 느긋하게 긴장을 풀고 지내는 시간을 만들고, 여드름이 생기는 부위를 깨끗이 씻어 청결을 유지해야 한다. 이 두 가지를 동시에 해결할 수 있는 것이 욕조에 따뜻한 물을 받고 몸을 담그는 것이다. 경우에 따라서는 저용량 필(필은 여성호르몬을 내복하여 배란을 억제하는 경구피임약이며 저용량 필은 필의 용량을 줄여 부작용을 줄인 것)이나 항남성호르몬제 같은 것으로 치료하기도 하지만, 근본적으로 자신의 생활을 개선하는 것이 중요하다.

생리주기와 출혈량의 변화는 호르몬 때문이다

37~38세 즈음부터 난소의 노화가 시작되어 조금씩 출혈량이 감소하는 것이 보통이다. 누구에게나 일어나는 일로 그다지 걱정할 필요는 없다. 그러나 아직 그 연령에 이르지 않은 시점에서 출혈량이 감소했다면 이른 시기에 난소가 노화하기 시작했거나 호르몬 균형이 나빠졌을 가능성이 있다고 생각할 수 있다.

생리 출혈이란 자궁내막이 벗겨져 몸 밖으로 배출되는 것이다. 자궁내막을 두툼하게 만드는 것은 바로 여성호르몬의 기능이다.

에스트로겐은 수정란이 착상하기 쉽도록 자궁내막을 두툼하게 만든다. 배란 이후에는 프로게스테론이 이 자궁내막을 한층 더 두껍고 폭신하게 만들어 임신을 유지할 수 있도록 돕는다.

출혈량이 적어진다는 것은 자궁내막이 그리 두꺼워지지 않았다는 것을 의미한다. 결국 호르몬의 기능이 약해졌다고도 볼 수 있다. 호르몬 분비가 줄었거나 호르몬은 제대로 분비되고 있지만 그 기능이 충분히 이뤄지고 있지 않다는 증거인 셈이다. 어느 쪽이든 호르몬의 영향이 크다는 것만은 분명하다.

반대로 출혈량이 평소보다 증가하는 경우도 있다. 에스트로겐의 작용이 강해 자궁내막이 두꺼워져 출혈량이 증가하는 것이다. 출혈량에 예민해져 일일이 우울해할 필요는 없지만 최근 일 년 동안의 변화가 조금 크다고 판단되는 경우에는 부인과를 찾아가 진찰을 받아보고 그 원인을 찾아봐야 한다.

생리가 불규칙한 사람도 부인과 진단을 받아보는 것이 좋다. 생리가 규칙적으로 일어나는 것은 에스트로겐과 프로게스테론이 균형적으로 원활히 분비되고 있다는 증거다. 물론 생리가 규칙적이라도 호르몬 균형이 나쁜 경우도 있어 일괄적으로 단정할 수는 없지만 몸 상태를 스스로 판단하는 한 가지 기준인 것은 분명하다.

건강한 여성의 경우, 생리주기는 대개 25~38일이다. 생리주기란 생리가 시작된 날로부터 다음 생리가 시작되기 전날까지의 일수다. 대개는 약 28일 주기인 경우가 많은데 28일보다 짧거나 긴 사람도 많다. 스트레스로 생리가 늦어지기도 하기 때문에 모든 것을 생리주기에 맞춰 생각할 필요는 없다. 28일보다 일주일 정도 당겨지거나 늦춰지더라도 과민하게 반응하지 않는 것이 좋다.

단, 자신의 생리주기를 파악하기는커녕 '3개월 동안 하지 않았는데 까맣게 몰랐다'고 말하는 둔감한 사람도 있다. 결국 그 여성은 임신이라는 사실을 뒤늦게 알았지만, 생리가 어떤 주기로 진행되는지에 너무 무관심한 것은 분명 문제가 있다.

생리주기뿐 아니라 출혈시간의 변화에도 신경 써야 한다. 출혈이 계속되거나 너무 짧아서 금방 끝나버리는 경우도 호르몬 상태에 뭔가 변화가 일어났을 가능성이 있다. 자신의 생리주기를 늘 체크하고 마음에 걸리는 것이 있다면 부인과 진찰을 받자.

왜 나이를 먹을수록 아저씨가 되어갈까?

예순을 넘긴 여성 중에 성별이 모호한 사람이 의외로 많다. 여기에는 여성호르몬이 관계하고 있다. 난소에서 거의 여성호르몬이 분비되지 않는 상태라 외모로도, 성격적으로도, '여성스러움'이 줄어들기 때문이다. 남성에게도 동일한 현상이 일어나 여성화되어가는 남성도 있지 않을까? 남성도 남성호르몬의 감소로 조금씩 여성화가 이뤄지기 때문이다. 물론 개인차도 있지만 나이를 먹으면서 성별에 따른 차이는 점차 줄어든다. 이것은 모두 호르몬의 영향이다. 어떤 의사는 '갱년기 이후의 여성은 사춘기 남자아이 같은 상태에 놓여 있다'고 말하기도 한다. 체내에서 분비되는 호르몬은 극소량에 불과하지만, 우리 몸에 미치는 영향은 이토록 크다.

5

스트레스도 호르몬 균형을 무너뜨린다

되도록 긍정적인 말과 생각을 하라

○○하지 않으면 안 된다, ○○해야만 한다……. 이런 의무감으로 가득한 말에 구속당하는 여성들이 의외로 많다. 특히 신경질적이거나 완벽주의형인 사람들에게서 많이 나타나는데, 이들은 항상 의무감에 시달리는 편이다.

그럼 어떻게 해야 마음의 짐을 벗어버릴 수 있을까? 먼저 평소의 언어습관부터 고쳐보자. 언어에는 신비로운 힘이 깃들어 있어 생각한 것 이상으로 큰 영향력을 미칠 뿐 아니라 자기암시력도 있다. 자신이 내뱉은 언어가 부정적인 방향으로 작용하기 전에 먼저 언어에서 의무감을 나타내는 어휘들을 지워버려야 한다.

예컨대 '○○하지 않으면 안 된다'가 아니라 자발적인 느낌을 가지는 '한 번 ○○해보자!'로 바꾸기만 하면 된다. 사소한 변화처럼 보이지만 의무감이나 책임감을 짊어진 초조한 생각에서 벗어나 스스로 즐기는 밝고 경쾌한 태도로 바꿀 수 있다. 사용하는 언어를 바꾸기만 했을 뿐이지만 스트레스의 무게가 한결 가벼워지는 것을 느낄 수 있다.

또 한 가지는 발상의 전환이다. 자신이 처한 상황을 꼭 무언가를 해야 할 부담감으로 받아들이지 말고 자신에게 주어진 일이 있음을 감사하고 열심히 해내는 것이다. 예를 들어 '지금은 불경기로 실업률도 높은데, 나에게 할 일이 있음을 감사하게 받아들이자' 하는 것이다. 늘 'ㅇㅇ해야 만 한다'고 생각하는 상황을 오히려 행복한 일이라고 긍정적으로 받아들이는 것도 현명한 방법이다.

  마지막으로 하지 않으면 안 되는 일들을 리스트로 작성해보자. 우선순위를 정하고, 끝마치면 하나씩 지워나간다. × 표시를 해도 좋고 빨간 펜으로 선을 그어도 좋다. 항목 하나하나를 끝내면 도파민이 분비되어 행복한 성취감을 느끼게 되고 뇌에 긍정적인 영향을 미친다. 호르몬을 분비하도록 지령을 내리는 것은 뇌이기 때문에 가능한 한 좋은 이미지를 떠올리는 것도 호르몬 균형을 정돈하는 데 도움이 된다.

  이와 반대로 부정적인 감정과 잘못된 일의 책임을 자신에게 돌리는 것은 건강을 해친다. 자신에게 잘못이 있을 때 그것을 솔직히 인정하는 것은 매우 중요한 일이다. 그러나 무조건 문제가 일어났을 때 모든 것을 자기 탓이라며 자책하는 것은 정신 건강에 도움이 되지 않는다. 이런 유형은 우울증을 앓고 있는 사람에게서 흔히 볼 수 있다.

아주 사소한 실수, 별것 아닌 문제에도 '쓸모없는 인간'이라며 자신을 지나치게 책망하지 말자. 자신이 실수하지 않았는데도 불구하고 '죄송합니다' 하며 깊이 고개를 숙이며 사죄하는 태도는 상당히 증상이 진행된 것이다. 극단적으로 '내 잘못에 대해 모든 사람들이 나를 손가락질할 것'이라며 괴로워하지 말자.

자신에게 책임이 있는 실수나 잘못은 분명히 인정하고 나서 그것을 만회하려고 노력하면서 두 번 다시 같은 실수를 반복하지 않겠다고 다짐하면 된다. 자신을 책망하는 안 좋은 감정의 소용돌이에 계속 휩싸여 있으면 앞으로 나아갈 수 없다. 그 결과 불면증이 되거나 식욕이 떨어지거나 신체적 이상 증세를 초래할 수 있다. 그렇게 되면 자율신경이나 호르몬 균형에 악영향을 미친다. 물론 남의 탓으로 돌리고 책임에서 도망치는 것도 좋지 않지만, 그렇다고 자책이 지나치지 않도록 해야 한다.

'코끼리'를 잊으려면 '기린'을 떠올려라

나이를 먹고 경험이 쌓이면 마음은 더욱 성숙해지고 관대해진다. 포기라는 선택도 있지만 보통 아량을 베푸는 범위가 저절로 넓어지는 것이 아름다운 '나이듦'이다. 도저히 용서할 수 없다고 생각하는 일도 잘 흘려버리고 담담하게 행동하는 것이 성숙된 인간의 모습이며 정신 건강에도 이롭다.

그러나 남을 용서할 수 없다고 하는 마음이 해마다 쌓여가고 심해진다면 그것은 마음에 여유가 없다는 증거다. 타고난 성격 탓일지도 모르지만, 스트레스를 과감히 떨쳐버리지 못하고 끌어안고 있는 상태라 할 수 있다. 스트레스를 원활히 해소하는 사람은 자기 안에 긍정의 감정을 가지고 있기 때문에 남을 잘 용서하고 타인의 잘못에 관대하다.

부정적인 감정이 자꾸만 쌓여간다면 타인의 잘못을 탓하기 전에 그들의 잘못을 통해 자신의 허물을 돌아보는 계기로 삼는 것이 결국 정신 건강에 좋다. 부정적인 감정은 자신의 마음가짐에 따라서 얼마든지 커질 수도 있고 반대로 금세 사라질 수도 있다.

남을 용서하지 못하는 마음을 계속 간직하고 있는 사람은 용서하지 못하는 상대의 존재를 자신의 머릿속에서 말끔히 지우자. 상대방을 억지로 생각하지 않으려 애쓰지 말고 그 사람과 관련이 없는 다른 생각을 하거나 등산과 운동처럼 몸을 혹사시키는 활동을 통해 자연스럽게 잊어야 한다. '코끼리에 대해서 생각하지 말라'고 하면 자꾸 코끼리가 머릿속에 맴돌기 마련이다. 그때는 코끼리가 아닌 '기린'이나 '사자'를 생각하는 편이 코끼리에 대한 생각을 지우는 효과적인 방법이다.

계속 안 좋은 감정을 가지고 있으면 자율신경의 균형이 무너지고 결과적으로 도미노처럼 호르몬 균형까지 무너지고 만다. 결국 상처받는 것은 자신이다. 심신의 건강을 위해서라도 어서 잊어버리자.

실제로 분노나 슬픔 같은 부정적인 감정이 쌓인 것이 우울병으로 전개되는 경우도 적지 않다. 부정적인 감정은 호르몬 균형을 무너뜨릴 뿐 아니라 일상생활에 지장을 초래하기도 한다. 스트레스를 원활히 흘러버릴 수 없을 때는 카운슬러나 전문의와 상담해보는 것도 한 가지 방법이다.

'업무 모드'에서 '휴식 모드'로 재빨리 전환하라

성실하게 노력하는 여성은 어느 시점에서 일을 쉬어야 하는지 잘 알지 못한다. 확실히 휴식을 취해 스트레스를 말끔히 털어낼 수 있다면 좋겠지만 그러질 못한다. 이런 유형의 사람은 결코 NO라는 말을 하지 못해 늘 일을 부탁받고 혼자서 시간에 쫓기며 일하는 경향이 있다.

또한 완벽주의자라서 다른 사람에게 일을 부탁하지도 못한다. '내가 못한다면 다른 사람도 할 수 없다'고 믿는다. 그러나 과연 그럴까? 감기에 걸려 하루 이틀 쯤 쉬어도 회사 일은 아무런 지장도 받지 않고 잘 돌아간다. 다소의 지연이나 영향이 있을지는 몰라도 어떻게든 되어가기 마련이다.

어느 잡지사의 편집장이 바로 그런 유형의 사람이었다. '내가 없으면 모든 일이 진행되지 못하고 중지될 것'이라 굳게 믿고 있던 그녀가 어느 날 몸이 아파 쉬지 않으면 안 될 상황이 되었다. 그러나 자신이 며칠 자리를 비웠음에도 불구하고 편집부 직원들은 평소처럼 일했고 아무런 문제도 일어나지 않았다. 그때 그녀는 '아, 나의 존재가 절대적인 것은 아니구나'라고 생각하며 실소가 터져 나왔다고 한다.

　남을 믿을 수 없다는 것은 사실 정신 건강에 매우 해로운 요소다. 남에게 맡길 수 없는 만큼 자신이 모든 것을 떠맡아야 한다는 생각은 곧 '신뢰관계 형성이 어렵다'는 의미와 같다. 특히 사람들 위에 있는 사람은 남을 믿고 맡길 수 있는 '권한이임'과 결단이 무엇보다 요구된다. 대신해줄 사람이 없어 쉬지 못하는 것이 아니라 자신이 쉬기 위한 선택을 하지 않은 것뿐이다! 좀 더 주위 사람을 믿고 맡기는 너그러움과 여유가 필요하다.

　오랜 세월 부인과 의사로서 환자들을 진료해오면서 호르몬 균형이 좋은 여성은 너그럽고 온화한 인상의 소유자라는 공통점을 발견했다. 그들은 일이 바빠도 주위 사람을 믿고 맡길 수 있기에 시간을 내어 병원에 찾아올 수 있다. 심리적인 여유가 호르몬 균형에 영향을 미치고 있는 것이다. 항상 시간에 쫓기고 자신이 모든 일을 해내야 한다고 고집을 피우면 호르몬 균형이 무너지고 결국 마음과 정신에 여유가 사라지면서 더 큰 스트레스에 시달리게 된다.

　그렇기 때문에 과중한 업무에서 벗어나 아무것도 하지 않는 시간을 갖는 것이 필요하다. 일을 스트레스로 생각하지 않는다면 문제될 것은 없다. 자신의 기획이 회의를 통과하고 왠지 모를 설렘으로 가슴이 두근거린다면 그때의 감정은 긍정적으로 작용한다. 그러나 '이 일도 해야 하고 저 일도 해야 하는데……. 정말 싫다'며 한숨짓는 순간 당신의 마음은 병들기 시작하고 호르몬 균형도 무너진다.

직장생활과 개인생활의 전환이 원활히 이뤄지면 자율신경에도 좋은 영향을 미친다. 모처럼 쉬는 날에 긴장을 풀고 부교감신경이 우위가 되어야 할 때에 머리를 싸매고 업무에 대한 고민을 계속 이어서 한다면 교감신경은 과부하에 걸려 신경이 예민해진다.

'내일은 휴일이니 집에서 일하면 된다'며 서류다발을 짊어지고 집으로 향해서는 안 된다. 일은 평일에 끝내고 휴일에는 온전히 쉬도록 하자. 퇴근한 이후에도 온전히 일을 잊고 자신의 취미생활을 하거나 가족과 휴식을 즐겨야 한다. 과로와 고민이 밤늦도록 또는 주말에도 이어진다면 결국 자율신경계의 균형은 무너지고 만다.

즉 '업무 모드'에서 '휴식 모드'로 잘 전환하는 것만이 정신 건강을 이롭게 한다. 그것이 힘들다면 30분이든 1시간이든 좋으니 '아무 일도 하지 않는 시간'을 가져보라. 일에서 탈출하는 시간을 만들고 그 시간만큼은 온전히 잊자.

'업무 모드'와 '휴식 모드'의 전환이 순조롭게 이뤄지지 못해 마냥 일만 생각하는 사람이라면 애완동물을 키워보는 것도 좋다. 집에 애완동물이 있으면 좋든 싫든 어쩔 수 없이 일하지 않는 시간을 만들 수밖에 없다. 게다가 동물과 함께 시간을 보내면 뇌에서 옥시토신이라는 호르몬이 분비된다. 이것은 '애정 호르몬'이라는 별칭으로 불리며, 사람들과의 관계를 돈독히 하고 신뢰관계가 형성되도록 작용한다. 애완동물과 마음을 나누는 순간은 지극히 행복한 시간이며, 이를 위해 일을 서둘러 끝마치려고 하기 때문에 업무의 효율성이 높아질 수도 있다. 업무와 휴식의 원활한 전환은 바쁜 현대 여성에게는 정신 건강을 위해 필수적인 요소라는 점을 기억하자.

격렬하게 몸을 움직여 코르티솔 분비를 줄여라

사람들이 안고 있는 정신적 스트레스와 불안의 원인은 대부분 대인관계에서 비롯한다. '나는 이토록 노력하는데 알아주지 않는

군', '업무에 서툰 저 사람 때문에 남아서 일해야 한다니……'처럼 불평불만은 대개 상대방에 발산되지 못한 채 마음속에 쌓여 분노와 질투, 증오와 같은 부정적 감정으로 발전한다.

남을 원망하는 마음이 깊어지면 그에 대한 대책으로 세 가지를 살펴볼 수 있다. 먼저 그 자리에서 도망치는 것이다. 원망할 만큼 꼴 보기 싫은 사람이나 어려운 사람이 있는 환경 속에 있을수록 그 스트레스는 머릿속에서 점점 커질 뿐이다. 억지로 관계를 맺을 필요가 없는 경우에는 멀찌감치 거리를 두자. 업무상 꼭 만나야만 하는 상대라면 가급적 같이 있는 시간을 줄여야 한다.

두 번째 방법은 적극적으로 감정을 발산하는 것이다. 깨져도 되는 것을 미리 준비해두고 마음껏 던지거나 때려보자. 신문지를 박박 찢거나 쿠션을 힘껏 던지거나 헝겊인형을 벽에 던지는 행동으로 원망과 증오를 발산할 수 있다. 지나치게 폭력적인 것처럼 보이지만 이런 행위는 스트레스를 신속하게 발산하는 작용을 한다.

스트레스를 받으면 부신피질에서 코르티솔이라는 항스트레스 호르몬이 분비된다. 만성적인 스트레스에 관여하는 호르몬이지만 몸을 움직이거나 운동을 하면 코르티솔은 감소한다. 무언가를 깨거나 부수면서 몸을 격렬하게 움직이는 발산 방법을 취하면 코르티솔의 분비량은 줄어든다. 불안이나 초조라는 감정이 타인보다 다른 사물을 향할 때 비로소 스트레스 반응을 효율적으로 진정시킬 수 있다.

냉철하게 이성적으로 잊으려 해도 대개 자신의 생각처럼 잘되지 않는 경우가 많다. 반대로 어린애처럼 물건을 던지는 행위를 통해 감정을 발산하면 금세 사라진다. 단, 나중에 어질러놓은 것을 치우는 데 힘을 쏟아야 한다면 오히려 다시 스트레스가 증가하고 불안정해질 우려가 있다. 스트레스를 발산한 뒤 힘겹게 청소하는 일이 없도록 부드러운 소재나 그대로 버릴 수 있는 것을 활용해보자.

마지막 방법은 '나는 나, 너는 너'라는 생각을 훈련하는 것이다. '내 생각대로 움직이는 사람은 이 세상에 하나도 없다', '그와 나는 생각의 기준과 가치관이 다를 뿐이다'라는 생각을 가져보자. 가장 기본적인 방법이지만 가장 어려운 것이기도 하다. 살짝 관점을 바꾸거나 각도를 조금만 틀어보면 의외로 마음이 편안해지는 경험을 할 수 있다.

생리주기 중 언제 우울해지는가?

인간은 누구나 우울할 때가 있지만 만약 어떤 사이클에 따라 우울감을 느끼는 여성은 그 배경에 호르몬의 변화가 작용하고 있다고 생각해야 한다. 특히 생리 전에 우울해지는 경우에는 에스트로겐이 관여하고 있다. 행복감을 가져오는 뇌내 신경전달물질인 세로토닌은 에스트로겐의 변화와 연계하여 움직인다. 따라서 에스트로겐의 분비량이 감소하면 세로토닌의 분비량도 줄어든다. 결국 생리 전에는 필연적으로 행복감이나 편안함을 느끼는 일이 줄고 우울해지는 경향이 강해진다.

단, 우울함이 호르몬 변화에 의해 발생한다고 자각한다면 실제 증상은 가벼워질 수 있다. '아, 이번 달도 나는 호르몬 때문에 우울하구나'라며 원인을 명확히 알고 있기 때문에 그만큼 마음이 편해지는 것이다.

이상하게 우울하고 울적한 날에는 수첩이나 일기에 그 사항을 메모하고 생리주기와 관련 있는지 확인해보자. 우울해질 만한 명확한 이유가 없다면 호르몬의 변화와 관련 있다고 자각할 수 있고 그만큼 우울감으로부터 빨리 벗어날 수 있다.

불면증은 뇌와 몸이 보내는 SOS 신호

분노나 불안을 발산하거나 해소하지 못한 채 방치하여 불면증이 되지 않도록 주의해야 한다. 2주가 넘도록 잠을 제대로 자지 못하는 경우는 우울증의 시초로 간주된다.

우울증의 초기 증상으로 불면이 많은데, 잠을 잘 못자는 것을 가볍게 여기지 말고 중요한 신호로 생각해야 한다. 때때로 잠들지 못하는 정도라면 누구에게나 있는 일이지만 불면 상태가 장기간 이어지거나 잠자리에 누워 1시간이 넘도록 잠들지 못한다면 신경내과나 정신과 진찰을 받아보는 것도 좋다.

잠자리에 들고 나서 15분 이내에 잠드는 것은 건강하다는 증거다. 좀처럼 잠들지 못해 술을 마시는 사람도 있지만 이것은 오히려 역효과가 날 뿐이다. 알코올을 섭취하면 수면이 얕아지고 이뇨작용으로 요의(오줌이 마려운 생각)를 느껴 수면 도중에 잠에서 깨게 된다. 그 결과 숙면하지 못하고 수면의 질은 떨어질 수밖에 없다.

'불면'은 몸과 뇌가 보내는 SOS 신호이므로 결코 얕잡아봐서는 안 된다. 분노나 불안의 감정은 교감신경을 자극하여 뇌나 몸을 각성상태로 만든다. 늘 전투태세를 갖추게 되고 그 영향으로 남성 호르몬이 활성화될 가능성도 있다. 미용이라는 측면에서도 좋을 것이 하나도 없다. 나쁜 감정은 항상 '잊어버린다 / 흘려버린다 / 마음에 담아두지 않는다'고 명심하고 최대한 빨리 털어내야 한다.

일반적으로 잠들면 아침까지 깨지 않는 것이 건강하다는 증거다. 65세 이후에는 밤사이에 생성되는 소변의 양이 많아지기 때문에 수면 도중에 잠에서 깨는 일이 잦아지는데, 20~40대들은 좀처럼 일어나지 않는다.

수면 도중 잠에서 깨는 것을 '도중각성', 기상 시간 전에 깨는 것을 '조조각성'이라 하며 명확한 수면장애로 인식한다. 이런 상태에서는 좋은 잠을 잘 수 없기 때문에 호르몬 균형은 물론 자율신경에도 나쁜 영향을 미친다. 최근에는 20대에도 수면제를 처방받으려는 환자가 점차 증가하고 있어 수면의 질이 얼마나 나빠졌는지 절감할 수 있다.

수면제라고 하면 왠지 모를 저항감이 느껴지는 사람도 있을 테지만, 현재 여러 가지 종류가 있고 의존성이 없는 약도 많다. 시판되는 수면개선제는 사실 알레르기 치료로 사용되는 항히스타민제의 부작용을 이용하고 있다. 항히스타민제를 먹으면 알레르기

성 비염 증상이 호전되지만 졸음이 온다. 이 메커니즘을 이용한 것이 바로 수면개선제다. 또한 편안한 수면을 유도하여 수면의 질을 향상시켜주는 아미노산도 판매되고 있다. 병원에서는 '도중에 깬다', '잠들 수 없다', '수면이 얕다'는 증상에 맞춰 여러 가지 약을 처방하고 있다.

수면제를 잘 사용하면 불면의 고통을 해소할 수 있지만 결코 근본적인 치료가 될 수는 없다. 잠자기 위해 약을 찾기에 앞서 먼저 자신의 생활을 개선하여 자율신경의 균형을 정돈할 필요가 있다.

수면 사이클이 무너졌다거나 푹 자고 난 것 같지 않다고 말하는 사람은 매일 아침 같은 시각에 일어나도록 노력하자. 아침 7시에 일어나기로 다짐했다면 매일 7시에는 기상하는 것이 좋다. 휴일에도 가능한 한 정해진 시각에 일어나고 오차는 최대 1시간, 즉 늦어도 8시까지는 일어나는 습관을 들여야 한다.

기상시각을 매일 똑같이 지키기만 해도 수면 사이클은 정돈될 수 있다. 잠자는 시간이 제각기 달라도 일어나는 시간만 동일하면 차츰 몸은 자연스러운 리듬을 유지하게 된다.

입꼬리를 올리기만 해도 면역력이 향상된다

스스로 깨닫지 못하는 동안에 미간에 주름을 잡고 굳은 표정으로 있다면 보기에도 안 좋을 뿐만 아니라 사람도 운도 다가오지 않는다. '저 사람 화났나?' 상대가 이런 생각을 하게 만드는 표정은 결코 자신에게 좋을 리 없다.

물론 늘 기분이 좋을 수는 없고, 얼굴에 다소의 감정이 드러나는 것도 어쩔 수 없다. 그러나 주위 사람들로부터 지적받을 정도로 무서운 표정을 하고 있다면 의식적으로 표정을 바꾸기 위해 노력해야 한다.

문득 자신의 미간에 주름이 잡혀 있다는 것을 깨달으면 가능한 한 입꼬리를 당겨 올리고 얼굴에 미소를 떠올려보자. 웃으면 면역력을 높이는 NK세포가 활성화된다. 진심에서 나오는 웃음이 아니라 짐짓 꾸민 웃음일지라도 NK세포를 활성화시킬 수 있다.

NK세포(natural killer cell)는 혈액 내 백혈구의 일종으로서 주로 골수에서 만들어져 암세포를 직접 파괴하는 역할을 하는 면역세포이다. 인체가 원래부터 가지고 있는 세포이며 우리말로 표현하면 '자연살해세포'라 할 수 있다.

웃음의 효과

1. 스트레스 호르몬을 줄여준다
2. 혈액순환이 개선되고 면역력이 강화된다
3. 체중을 줄이고 동안을 만들어준다
4. 평균수명을 늘려준다

'배꼽을 잡을 만큼' 크게 웃으면 얼굴 근육이 15개 이상 움직이고 몸의 근육도 231개가 반응하게 된다. 10초 동안 크게 웃을 경우 4분 동안 가볍게 조깅한 것과 같은 효과를 얻을 수 있다. 하루에 15초 이상 크게 웃기만 해도 혈액순환을 개선하고 면역력을 강화시켜 수명을 연장하는 효과가 있다고 하니 웃음은 그 어떤 기능성식품보다 탁월한 만병통치약인 셈이다.

특히 호르몬 변동으로 조울 상태가 되는 생리 전에는 최대한 노력하여 웃는 얼굴을 만들어보자. 웃으면 복이 온다는 말이 있듯이 웃음 하나로 여러 가지가 한꺼번에 좋은 방향으로 향한다. NK세포가 활성화되고 면역력이 높아지면 호르몬 균형도 자연히 정돈된다.

무의식중에 무표정한 얼굴을 하는 사람은 그 사실을 깨달은

순간만이라도 입꼬리를 당겨 올리고 살며시 웃음을 지어보자. 이 작은 변화로 인상은 완전히 달라진다. 처진 얼굴을 당겨 올리는 역할도 있어 피부에 탄력이 더해지고 안티에이징에도 도움이 된다. 미소 띤 여성은 매력적이기 때문에 자연히 사람들로부터 호감을 얻는다. 마음만 있으면 언제든 지을 수 있는 미소는 운도 높여준다고 하니 얼굴에 한껏 미소를 지어보자.

단순한 반복운동으로 세로토닌을 분비시켜라

의식이 몽롱하거나 멍할 때는 머리에 피가 돌지 않은 상태다. 그것은 피로가 누적되었거나 혹은 혈액순환이 나빠졌기 때문이라고 할 수 있다. 또한 여성의 경우에는 때때로 호르몬 변화에 의해 집중력이 떨어지기도 한다. 특히 생리 전에 현저히 나타나는 경우가 많다. 이 시기에 신체는 임신에 적합한 상태를 유지하기 위해 체온을 높이게 되고 집중력이 떨어지거나 멍해진다. 이것은 본래 몸을 쉬게 하는 호르몬의 작용 때문이다. 반대로, 생리가 끝난 뒤에는 다시 멀쩡해지는 것도 호르몬의 작용 때문이다. 이 균형이 무너지면 자율신경도 흐트러져 점차 몸이 감당하기 어려워진다.

집중력을 높이고 싶을 때는 세로토닌의 분비를 촉진시키는 반복운동이 효과적이다. 규칙적인 리듬운동을 실행하면 세로토닌이 분비되고 집중력이 높아진다. 메이저리그의 야구선수들이 배트박스에 섰을 때 껌을 씹는 것을 자주 볼 수 있는데, 이것도 세로토닌 분비를 촉진하는 활동 중 하나이다.

세로토닌은 뇌의 시상하부 중추에 존재하는 신경전달물질로서 기분을 조절하고, 식욕, 수면, 근육의 수축과 관련한 많은 기능에 관여한다. 또한 기억력, 학습에 영향을 미치며, 세로토닌이 부족해지면 우울증, 불안증 등이 생길 수 있다.

5분 이상 같은 동작을 반복하기만 해도 세로토닌은 충분히 분비된다. 껌을 씹거나 제자리걷기를 하거나 바른 자세로 앉아 복식호흡을 계속 하다 보면 자신도 모르게 집중력이 높아진다. 이런 반복운동은 직장에서도 업무 집중도가 떨어졌을 때 틈틈이 해주면 효과가 좋다. 이때 중요한 것은 한 동작을 같은 리듬으로 계속 반복하는 것이다. 5분이 의외로 길게 느껴질지 모르지만 무심히 하다 보면 뇌에서는 세로토닌이 분비된다.

남성호르몬이 활성화되면 균형이 깨진다

승부를 의식하는 것은 교감신경을 팽팽하게 긴장시키는 요인이 되기도 한다. 항상 적의 습격에 대비하여 혈압이나 심박수를 높여 흥분 상태를 유지하는 것이 동물의 본능적인 선택이다. 인간의 경우는 야생의 동물처럼 목숨을 건 생존경쟁을 펼치지는 않지만 출세나 영업 성적을 위해서 체내에서 자연스럽게 교감신경이 우위인 흥분 상태가 만들어진다. 교감신경이 우위인 상태를 유발하는 고민과 과로, 분노는 우리 몸에 해로울 수밖에 없다.

물론 일과 휴식의 전환이 원활히 이루어진다면 아무런 문제도 없다. 경쟁이 치열한 업무라도 일을 마친 뒤나 휴일에 긴장을 충분히 풀고 휴식을 취할 수 있다면 좋다. 이 전환이 수월하게 이뤄지지 않으면 자율신경계와 호르몬 균형을 무너뜨리는 원인이 되어버리고 면역력 약화와 각종 질병으로 이어질 수 있다.

또한 치열한 경쟁과 승부를 의식하는 상태는 남성호르몬을 활성화시킨다. 자신의 영역을 지키려는 수컷처럼 남성호르몬의 기능이 강하게 표출된다. 결과적으로 여성호르몬의 균형을 무너뜨리거나 여성호르몬이 제 기능을 하지 못한다.

지금 우리 사회는 치열한 경쟁사회의 폐해를 우려하여 학교에서 승부나 우열을 지나치게 강조하지 않으려는 경향이 점차 강해지고 있다. 아이들에게 쓸데없는 부담감이나 스트레스를 주지 않고 더불어 사는 지혜를 심어줘야 한다는 교육 철학과 정책이 점점 자리를 잡아가고 있다.

그렇다면 경쟁을 극단적으로 배제한 세계에서는 호르몬 균형이 어떻게 될까? 성적을 다투지 않고 경쟁심을 맛보지 못한 세대가 사회인이 된 일본 사회에는 전혀 근본이 다른 스트레스가 자라고 있을지도 모른다. 경쟁에 의한 스트레스와 달리 전혀 새로운 형태의 스트레스가 등장할 것이고 스트레스도 다양화되는 시대가 도래할 것이다. 여성의 남성화가 현저해지는 지금 어쩌면 호르몬 균형을 무너뜨리는 전혀 새로운 요인이 등장할지도 모른다.

불안감은 호르몬 분비의 지령 전달을 방해한다

불황으로 수많은 사람들이 실업자로 전락하는 요즘 해고의 두려움을 안고 일하는 회사원이나 비정규직 종사자들의 수는 결코 적지 않다. 정직원이라도 해고되지 않을 것이라는 보장은 어디에도 없는 불안정한 시대이기 때문에 누구나 이런 불안을 안고 극도의 스트레스를 받을 것이다.

해고당할까봐 불안에 떨고 있다는 것은 타인의 평가에 늘 신경을 곤추세운 채 살아간다는 것을 의미한다. '주위에서는 나를 어떻게 평가할까?' 이렇듯 늘 신경 쓰지 않으면 안 되는 상태는 정신적으로 매우 부담감을 준다. 이런 상태에서는 위축되어 자신의 능력을 최대한 발휘하지 못해 많은 가능성을 잃고 만다. 물론 건강에도 나쁜 영향을 미친다.

자율신경이나 호르몬 균형을 무너뜨리고 건강의 이상증세를 초래할 가능성도 있다. 스트레스나 불안감에 대해서 뇌의 시상하부는 민감하다. 사소한 불안이나 감정적인 스트레스로 호르몬의 분비 지령은 쉽게 흐트러질 수 있다. 작은 일로 생리가 끊기거나 생리불순이 되어버린다면 결코 좋은 상태라고 말할 수 없다.

발상의 전환을 해보자. 매달 정해진 월급을 받는 직원뿐만 아니라 경영자도 식은땀을 흘리며 움찔거리고 있다고 생각해보자. 실제로 경영자는 회사의 매출과 영업이익 감소라는 불안에 늘 위협당하고 있고, 직원들이 열심히 일하지 않으면 성과는 떨어질 것이라는 걱정을 안고 산다. 사회적으로는 늘 인격자처럼 행동할 것을 요구받고 매일 같이 주변의 평가에 신경 쓰면서 지낸다. 회사에 열과 성의를 다하는 직원들이 있기에 경영자가 살아갈 수 있다고 생각을 뒤집어보자. 그러면 자신이 회사에 꼭 필요한 인재라는 인식이 생기고 좀더 자존감을 가지고 일을 처리할 수 있을 것이다.

그리고 주변의 평가에 늘 신경 쓸 것이 아니라 자신의 기술이나 업무역량을 높이고 적극적이고 긍정적인 마음가짐을 갖는다면 회사에서 더욱 필요한 인재로 자리 잡을 수 있다. 소심하게 다른 사람들의 시선을 의식하고 작은 일에도 민감하게 스트레스를 받고 걱정만 일삼는다면 건강은 자연히 나빠지게 된다. 부정적 감정과 스트레스로 건강을 잃으면 자신은 물론 회사도 손해라는 생각을 가져야 한다.

지금 하는 일이 자신에게 맞지 않는다고 생각하는 사람도 있을지 모른다. 그러나 그것은 엄밀하게 말하면 그저 핑계에 불과하다. 자신에게 맞지 않다면 다른 일을 찾기 위한 노력이나 방도를 강구해야 하지 않을까?

이직이 어렵다면 지금의 직장에서 할 수 있는 일이나 장차 도움이 되는 기술을 키울 방법을 찾아보자. 될 대로 되라는 식으로 일처리를 하면 자신은 물론 주위에도 피해를 입힌다.

누구나 직장에 불만이나 불평을 가지고 있다는 점을 명심하자. 단, 불만이나 불평이 매년 늘어만 간다면 생각해야 할 것이 하나 있다. '이 세상에 100퍼센트 완벽한 직장이란 존재하지 않는다'는 사실이다. 그렇다면 자신이 만족할 수 있는 직장으로 만들기 위해서는 무엇을 개선하면 좋을까? 이러한 생각으로 노력하는 자세가 필요하다.

일하는 목적은 단순히 돈을 벌기 위한 것만이 아니다. 일하는 과정에서 스트레스도 받지만 행복감이나 성취감, 긴장감이나 쾌감 같은 여러 가지 체험을 뇌가 만끽할 수 있기 때문에 사람은 일하는 것이다. 이런 느낌은 뇌에서 분비되는 신경전달물질 덕분이다. 흥분하거나 의욕적으로 노력하거나 작업에 몰두할 때 분비되는 도파민, 황홀감이나 행복감을 느낄 때 나오는 세로토닌, 긴장을 동반한 흥분상태나 과감하게 일에 도전할 때 나오는 노르아드레날린이 그것이다.

사실 이 세 가지가 균형적으로 분비되면 여성호르몬의 분비도 양호하다고 말할 수 있다. 불평·불만만 늘어놓고 업무를 소홀히 한다면 신경전달물질도, 호르몬 균형도 나빠질 뿐이다. 타협이나 포기, 핑계는 스스로를 망칠 뿐이다. 이런 감정 상태와 태도는 호르몬 균형까지 악화시킨다는 사실을 기억하자.

늘 바쁜 사람은 일의 우선순위를 정해라

시간에 쫓기는 것 자체가 스트레스는 아니다. 대부분의 사람이 시간에 쫓기는 일상생활을 바쁘게 살아가고 있기 때문이다. 문제는 시간에 쫓겨 혼란에 빠지는 것이다. 혼란 그 자체가 스트레스가 되어버린다. 자기 나름의 시간관리 기술로 혼란을 피하면 스트레스도 쌓이지 않는다.

우선 일상생활의 '우선순위표'를 작성해보자(160쪽 참고). 직접 선을 긋고 작성해보면 복잡한 일들이 어느 순간 정돈되는 느낌을 받을 것이다.

우선순위표는 '중요한 일', '긴급한 일', '그리 중요하지 않은 일', '그다지 긴급하지 않는 일'이라는 4가지 축으로 업무를 구분할 수 있도록 도와준다. 이것을 통해 어떤 일부터 착수해야 하는지를 명확히 알 수 있다.

작성 순서는 ①중요하고 긴급한 일→②긴급하지만 중요하지 않은 일→③긴급하지는 않지만 중요한 일→④긴급하지도 중요하지도 않은 일로 진행하면 된다. 우선순위표를 만들면 일의 질적 수준을 유지하면서도 현명하게 시간 관리를 할 수 있다. 게다가 작성하는 과정을 통해 머릿속도 정리된다. 모든 일을 한꺼번에 끝내려는 욕심, 자신이 모든 것을 책임져야 한다는 지나친 의무감은 일의 효율을 떨어뜨리고 나아가 자신의 정신적, 육체적 건강까지 갉아먹는다.

일의 우선순위표

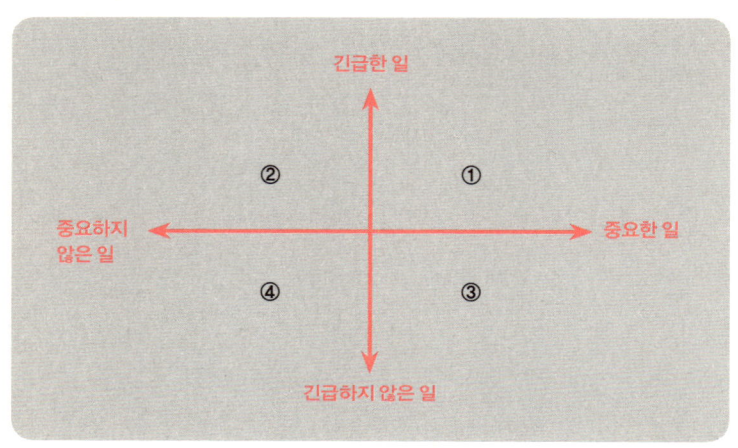

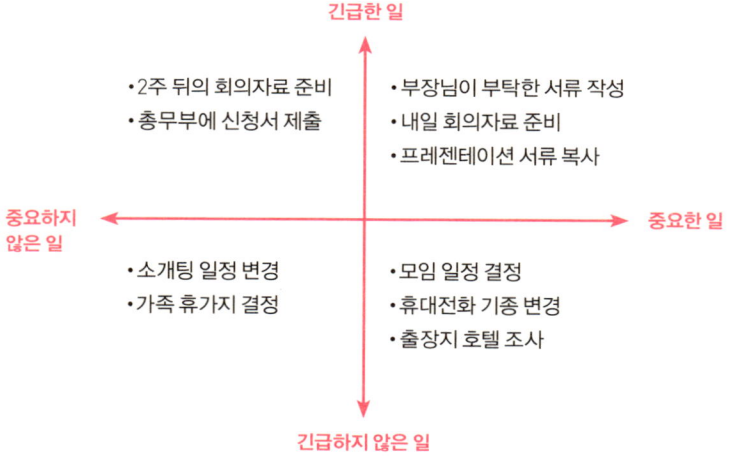

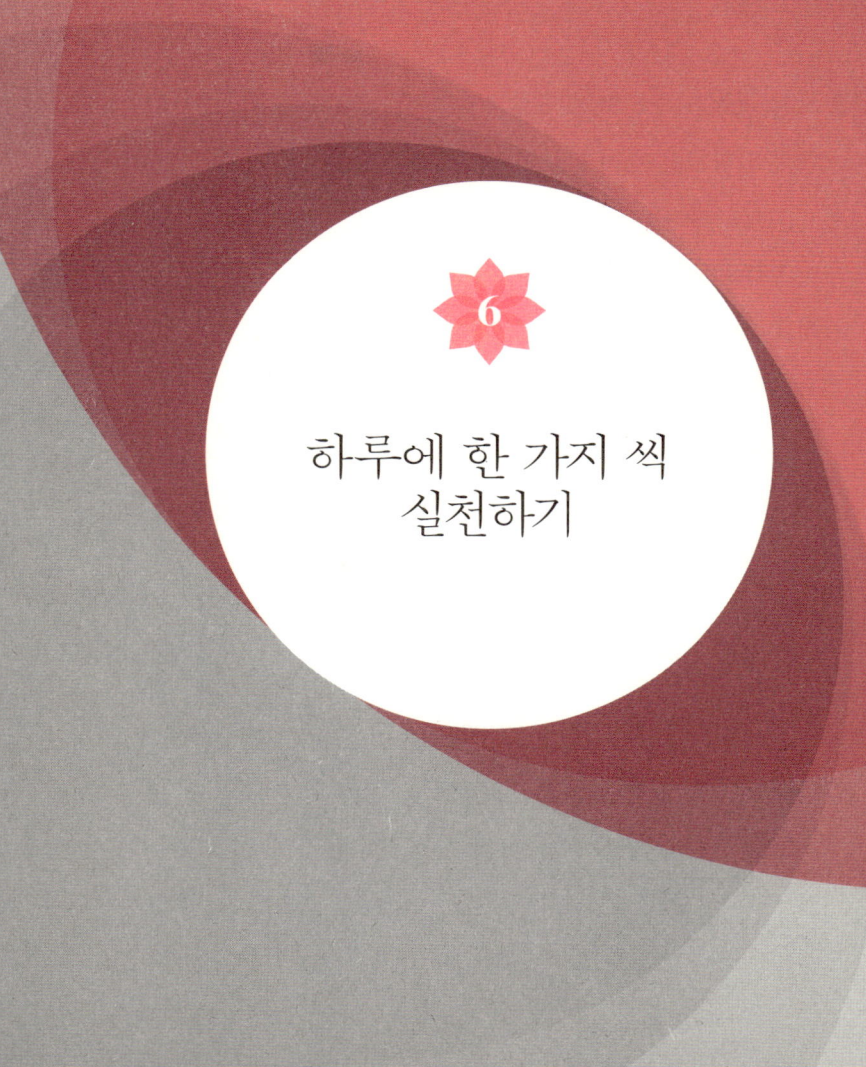

6

하루에 한 가지 씩 실천하기

생리주기를 고려한 월간 계획

호르몬 균형을 정돈하기 위해 필요한 것은 매우 간단하다. 여느 건강법의 왕도와 크게 다르지 않다. 하루 3끼 균형 잡힌 식사를 할 것, 잠을 잘 잘 것, 적당히 운동할 것, 그리고 스트레스를 담아두지 말 것. 너무 자주 듣는 이야기라서 '이미 알고 있다. 그러나 그것을 실천하지 못해 이러고 있는 것이다!'라며 화내는 사람도 있을 것이다.

이것만 하면 된다고 말할 수 있는 최고의 방법은 존재하지 않지만, 무엇이든 한 가지라도 꾸준히 실천에 옮기자. 그러면 언젠가는 큰 변화를 안겨줄 것이라는 믿음을 가져야 한다.

여기서 소개하는 것은 한 달간 실천할 수 있는 'TO DO 리스트'다. 생리주기와 호르몬 균형에 맞춘 해결책을 하루에 단 한 가지만이라도 실천해보자. 누구든 하루에 한 가지 정도라면 부담 없이 간단히 실행에 옮길 수 있지 않을까?

실행에 앞서 먼저 자신의 생리주기를 파악하는 것부터 시작해야 한다. 생리 첫째 날부터 시작하여 일반적인 주기인 28일째까지 리스트는 이어진다. 28일 주기보다 긴 사람은 첫째 날부터 시작하여 8~13일째의 항목 중 한 가지를 길어진 일수만큼 다시 실행한다. 28일 이하인 사람은 짧은 일수만큼 8~13일째 항목 중 한 가지를 생략하면 된다.

- 1~7일째 : 이른바 디톡스 주기. 출혈이 있는 시기이므로 육체적, 정신적으로 무리하지 말자. 평온하게 지내면서 체내의 노폐물을 배출하고 피로와 스트레스를 푸는 시기다.
- 8~14일째 : 공격적으로 힘을 내어 일하는 시기. 에스트로겐 분비가 우위로 작용하는 시기로 몸 상태도 양호하기 때문에 다소 무리해도 문제없다. 이벤트나 데이트, 미용에 적극적으로 힘을 쏟아도 좋다.
- 15~21일째 : 프로게스테론이 서서히 증가하는 조정기. 다음에 찾아올 안 좋은 시기를 대비하여 신체적인 부담을 조금씩 줄인다.
- 22~28일째 : 몸 상태가 가장 좋지 않은 생리 전 시기다. 자신을 스스로 가장 잘 돌봐야 할 시기이기도 하다. 이 시기에는 절대 무리하지 말고 치유와 긴장완화에 집중해야 한다. 너무 욕심 부리지 말고 하루 정도 일하지 못했다고 해도 마음 쓰지 말자. 한 달 동안 가볍게 도전해보자.

1일째 : 따뜻하게 복부(간장) 데우기

디톡스 효과를 높이기 위해서는 복부, 특히 간장 주변을 따뜻하게 해줘야 한다. 간장은 몸속의 '해독처리공장'이다. 간장이 있는 오른쪽 늑골 아래쪽을 따뜻하게 해주면 혈액순환이 좋아지고

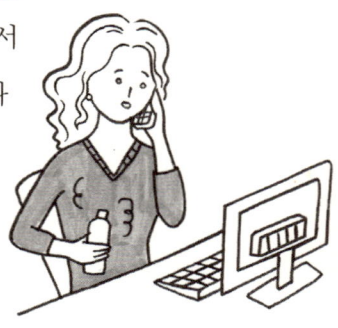

근무 중에도 몸을 따뜻하게 한다

해독기능도 개선된다. 일하는 중에는 따뜻한 물을 담은 페트병을 오른쪽 늑골 아래에 대고만 있어도 좋다. 집에서는 찜질팩이나 손난로를 댄다. 또한 생리 중이라는 이유로 욕조에 들어가지 않는 것도 좋지 않다. 오랜 시간 들어가지 않아도 좋으니 가능한 한 욕조에 몸을 담가 체온을 끌어올리자.

2일째 : 헐렁한 패션에 도전하기

생리 중에는 체온이 내려가고 혈액순환이 나빠지는 경향이 강하다. 이때에는 거들이나 몸에 딱 붙는 속옷을 입으면 오히려 혈액순환을 악화시켜 생리통이 심해지기도 한다. 아무래도 여성들은 바디라인을 뽐내고 싶은 패션을 선호하겠지만 호르몬 균형과 건강을 위해서는 결코 바람직하지 않다.

하루라도 좋으니 몸에 붙는 옷을 벗고 헐렁한 옷을 입어보자. 넉넉한 원피스나 튜닉을 권한다. 옷 안에는 냉증방지를 위한 복대, 겨울철에는 털실 팬츠를 착용하는 것도 좋다. 발과 발목 주위의 체온이 내려가지 않도록 두툼한 양말을 신어야 한다.

3일째 : 매운 음식으로 디톡스

마늘, 생강, 파처럼 향신료로 쓰이는 채소는 디톡스 기능이 있다. 혈액순환을 촉진하고 냉증을 해소하고 신진대사를 개선해준다. 특히 이들 재료가 충분히 들어간 한식은 디톡스에 제격이다. 한식은 채소나 두부를 사용하는 경우가 많고, 매운 맛도 강해 몸의 신진대사를 촉진하는 작용을 한다. 또 김치에는 변비해소 효과가 높은 유산균이나 식이섬유도 풍부하게 들어 있어서 디톡스를 도와준다. 몸을 차게 할 수 있는 생채소는 가급적 줄이고 끓는 물에 가볍게 데치거나 살짝 볶아서 먹으면 좋다.

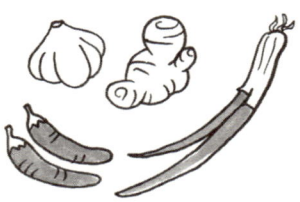

냉증해소나 디톡스 효과가 있는 향신료 채소를 즐겨 먹자.

4일째 : 웃음으로 세로토닌 분비 촉진하기

행복감이나 치유를 가져다주는 뇌내 신경전달물질인 세로토닌이나 베타엔도르핀을 분비시키기 위해서는 '소리 내어 웃는' 것이 효과적이다. 오늘 하루는 개그 프로그램을 보고 마음껏 웃어보자. 좋아하는 연예인이 나오는 TV 프로그램을 보면 스트레스 해소에도 도움이 된다. 또한 큰 웃음을 유도하는 개그 프로그램 못지않게 저절로 지그시 미소를 떠오르게 하는 영상이나 사진을 봐도 매우 효과적이다. 개나 고양이를 좋아하는 사람은 애완동물이 나오는 방송을 봐도 좋다.

5일째 : 디톡스를 돕는 골반개방운동

이제 생리도 거의 막바지에 접어들고 있다. 디톡스를 촉진하는 골반개방운동을 적극적으로 실행하자. 우선 1단계 운동으로 골반 내의 혈액을 원활하게 흐르게 만든다. 2단계는 서혜부의 혈액순환을 촉진하는 제자리걷기다. 2~3분 동안 실행하고, 좀 더 길게 약 5분간 계속하면 세로토닌이 분비되어 스트레스 경감효과도 있다.

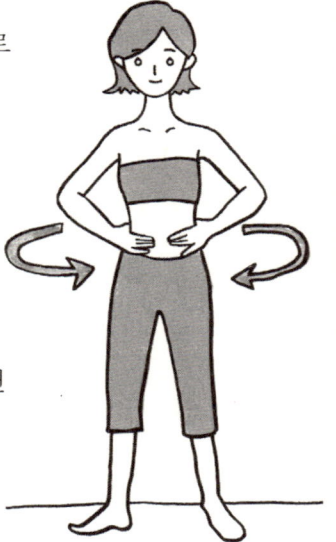

1 어깨너비로 다리를 벌리고 허리에 손을 댄다.
  상반신은 움직이지 말고 허리를 천천히 돌린다.

건강한 사람, 좀 더 열성적으로 하고 싶은 사람은 3단계의 스쿼트에도 도전해보자. 1분만 해도 땀이 날 것이다.

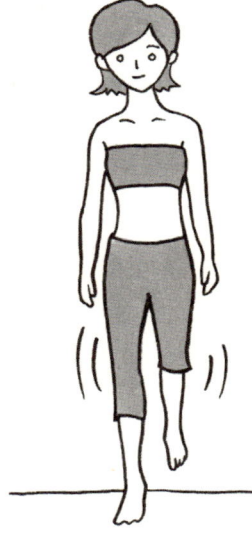

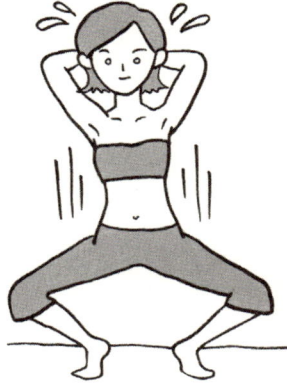

2 무릎이 90도가 될 때까지 허벅지를 들어 제자리걷기를 한다. 1분 이상 실시한다.

3 양손을 머리 뒤에서 잡고 천천히 무릎을 굽히는 스쿼트를 실시한다. 1분으로 충분하다.

6일째 : 촉촉한 피부를 위해 욕조에서 팩하기

생리 중에는 여성호르몬이 전체적으로 줄어들어 피부의 방어기능도 저하된다. 푸석푸석 건조해진 피부에는 충분한 수분이 공급되어야 한다. 셀라미드나 콜라겐, 히아루론산 등 뛰어난 보습성분이 함유된 팩을 사용하여 스킨케어를 하면 좋다. 욕조의 따뜻한 물에 몸을 담그고 팩을 하면 피부에 충분한 수분을 공급할 수 있다. 필링제 등 자극적인 성분이 들어 있지 않은 보습제품을 사용해야 한다. 피부의 촉촉함을 회복하자!

7일째 : 생리로 손실된 철분 보충하기

이 시기에는 출혈에 의해 손실된 철분을 보충해야 한다. 간이나 닭고기, 소고기에 다량 함유된 헴철(heme iron)은 체내 흡수율도 높아 효과적이다. 또한 시금치를 비롯한 녹황색 채소나 톳, 김 같은 해초류도 함께 섭취한다. 여기에는 비헴철이 들어 있어서 흡수율은 그다지 높지 않지만, 단백질이나 비타민 C와 함께 섭취하면 흡수율이 향상된다. 점심식사로 김이 들어간 도시락이나 닭고기계란덮밥에 고사리나물이나 톳무침을 곁들이는 것도 좋다.

8일째 : 생리주기에 맞춰 일정을 짜라

생리가 끝나고 조금씩 에스트로겐 분비가 높아지면 몸 상태와 피부가 좋아진다. 머리도 맑아지고 집중력이나 판단력도 높아진다. 이 시기에는 업무뿐 아니라 데이트나 미팅, 맞선 일정도 잡아 처리하면 좋다. 또한 중요한 결단도 이 시기에 내리면 후회할 일이 줄어든다. 업무상 중요한 프레젠테이션과 계약, 비중 있는 쇼핑, 연인과의 작별 등을 처리하는 데도 이 시기가 가장 좋다. 수첩에 적힌 일정을 생리주기 중 이 시기에 집중하라.

9일째 : 목욕시간을 최대한 활용하기

피부 미용을 위해서는 욕조에서 많은 시간을 보내야 한다. 우선 따뜻한 물에 반신욕을 하면 땀구멍이 열리면서 몸속 노폐물이 배출된다. 39도 전후의 따뜻한 물에 20분 동안 들어가서 땀을 충분히 흘리자. 땀샘을 완전히 열고 기분 좋게 땀을 흘리는 쾌감을 만끽하자. 혹은 냉온욕을 교대로 하는 것도 좋다. 41도~43도의 조금 뜨거운 물에 3분 들어갔다가 나와서 손발에 차가운 물로 샤워를 한다. 이 과정을 반복하면 자율신경을 정돈하는 효과가 있다. 그 뒤에는 샤워의 수압으로 림프 순환을 촉진하는 마사지를 한다.

반신욕
39도 전후의 따뜻한 물에서 20분. 명치 아래쪽만 담그는 반신욕을 한다.

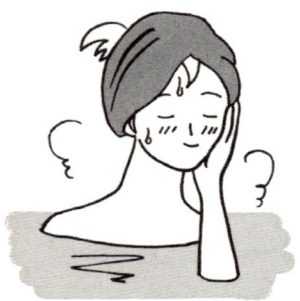
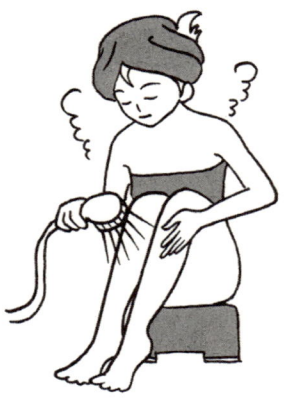

냉온욕
41~43도의 조금 뜨거운 물에 3분 정도 들어갔다가 나와서 팔다리에만 찬물 샤워를 한다. 이것을 반복하는 것이 냉온욕이다.

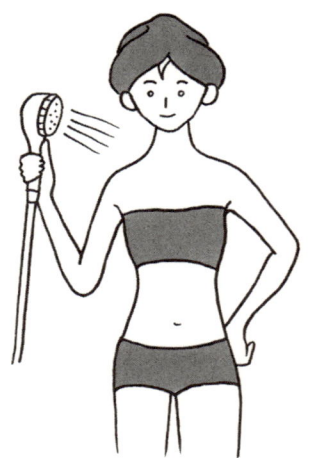

샤워기 수압 마사지
샤워기의 수압으로 목→쇄골→서혜부를 마사지한다. 강한 수압으로 림프 순환을 촉진하는 효과가 있다.

10일째 : 오늘 하루는 단것을 먹어도 좋다

신진대사가 왕성한 시기이므로 단 음식을 먹어도 좋다. 비록 다이어트 중이라도 오늘 하루만큼은 금지령을 해제하고 먹자.(물론 폭식은 금물!) 단, 천천히 씹고 맛을 음미하면서 먹어야 한다. 세로토닌이나 베타엔도르핀이 분비되어 스트레스 해소로 이어질 수 있다. 단팥에는 식이섬유나 칼륨 같은 미네랄이 풍부하여 변비를 완화하고 해소하는 효과가 있다. 말린 과일이나 바나나도 우수한 식품이므로 섭취하자.

11일째 : 섹시한 속옷을 사러 가자!

섹시함이 가장 상승하는 시기이기 때문에 섹시한 속옷을 사러 가보자. 평소에는 좀처럼 입지 않는 섹시한 옷을 구입하는 것도 좋다. 쇄골이나 목 부위가 아름다워 보이는 캐미솔이나 몸매가 드러나는 원피스에 도전해보자. 또 평소보다 정성을 들여 화장하고 여성스러움을 북돋아주는 동성의 친구모임에 참석해보자. 누가 더 멋을 냈는지 견주는 모임이라면 분위기도 고조될 것이다. 연인이 있는 사람은 데이트를 즐기자.

12일째 : 미용실이나 피부 클리닉에 가자!

이 시기의 피부는 생리주기 중 가장 좋은 상태를 보인다. 다소 공격적으로 관리해도 문제가 없다. 한 번도 써본 적 없는 화장품에 도전해보는 것도 좋고, 피부과에서 필링이나 제모 같은 관리를 받기에도 적절하다. 피부 관련 시술이나 브라질리안 왁싱이나 레이저 제모에도 도전해보자. 또한 파머나 염색을 하기에도 이 시기가 가장 좋다. 에스트로겐 덕분에 두피가 거의 손상되지 않아 위험을 최소화할 수 있다. 미용실에서 적극적으로 새로운 스타일에 도전해보자.

13일째 : 상상·리허설로 연애 이미지 트레이닝

연인이 있든 없든 연애 이미지 트레이닝을 실행해보자. 데이트를 하러 간다는 설정으로 화장하고 헤어스타일과 의상도 신경 써서 준비한다. 실제로 데이트를 하지 않아도 좋다. 어디까지나 상상으로 머릿속에서만 이루어지는 트레이닝이다. 사랑하는 사람과 어디에 가서 어떤 이야기를 나누고 무엇을 먹을지 구체적으로 상상해보자. 연예인이든 운동선수든 머릿속으로 상상하는 것이므로 상대는 당신이 생각한 대로 움직여줄 것이다. 이런 상상만으로도 세로토닌 분비를 촉진시킬 수 있다.

14일째 : 생선초밥을 먹고 배란일을 맞이하자

드디어 배란일이다. 알로 만든 식품을 적극적으로 먹는 날로 정해보자. 이것은 장난삼아 하는 말이 아니다. 동양의학에서는 알이나 씨앗류을 가리켜 '생명력의 원천'이라고 말한다. 양질의 단백질이나 비타민·미네랄이 들어 있는 식품을 충분히 먹어 배란에 대비하면 몸도 기뻐할 것이다. 달걀이나 연어알, 캐비어나 날치알은 생선초밥으로 손쉽게 먹을 수 있다.

15일째 : 몸이 부을 때는 상온의 물을 충분히 마신다

지금부터 몸 상태는 내리막길을 향해 달린다. 조금씩 조절하여 속도를 늦춰야 하는 시기다. 먼저 생리 전에 일어나기 쉬운 부종부터 대처하자. 하루 1리터의 미네랄워터를 마셔보자. 미네랄워터는 가능한 한 경수를 선택해야 한다. 미네랄이 풍부하여 몸속에 있는 여분의 수분을 배출하는 작용을 한다. 단, 냉수는 마시지 않도록 한다. 차가운 물이 내장 속으로 들어오면 체온을 낮추기 때문이다. 상온 혹은 따뜻한 물을 마시는 것이 좋다. 충분히 수분을 보급하자!

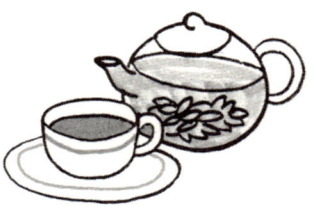

따뜻한 차를 수시로 마시자!

16일째 : 기상 시각과 취침 시각은 일정하게!

앞으로 찾아올 생리전증후군 증상이 강하게 나타나는 시기를 조금이라도 편히 지낼 수 있도록 자율신경을 가다듬어야 한다. 지금까지 매우 활동적으로 일해온 만큼 꽤 피로가 쌓여 있을지도 모른다. 최선을 다해 생활해온 만큼 이즈음에서 살며시 브레이크를 밟아주는 것이 좋다. 먼저 수면시간을 확보하는 것부터 시작하자. '8시간 정도 충분히 자자'고 결심하면 실천하기 어려울 수 있기 때문에 오늘부터 기상과 취침 시각을 일정하게 하자. 그조차 어렵다면 일정한 시각에라도 일어나자. 자율신경의 리듬이 서서히 정돈될 것이다.

17일째 : 오늘은 독서하는 날!

읽고 싶었지만 결국 읽지 않은 채 쌓여만 있는 책이나 잡지는 없는가? 비교적 집중력이 남아 있는 시기에 한꺼번에 읽는 것도 좋다. 전부터 읽으려 했던 책을 사거나 도서관에서 빌려와 단숨에 독파하자. 오늘은 독서하는 날로 정하고 방에 틀어박힌다는 계획을 세우면 책에 집중할 수 있다. 지식이나 정보의 습득도 마음의 균형을 정돈하는 데 도움이 된다. 컴퓨터나 핸드폰이 아니라 책장을 넘기면서 활자를 좇는 데 전념해보자.

18일째 : 해초나 버섯으로 미네랄 보충과 변비 해소!

차츰 장의 연동운동이 둔해지는 시기다. 변비도 악화되기 쉽고 배가 당기는 느낌도 들 것이다. 이때에는 의식적으로 식이섬유를 충분히 섭취해야 한다. 수용성 식이섬유가 풍부한 해초는 국물로 우리거나 건더기로 섭취하면 좋다. 더불어 불용성 식이섬유가 풍부한 버섯도 적극적으로 섭취해야 한다. 표고버섯이나 송이버섯, 팽이버섯을 손으로 적당히 찢어 간장을 뿌린 뒤에 전자레인지에 돌리면 훌륭한 반찬이 된다. 버섯과 해산물을 먹으면 미네랄도 충분히 보충할 수 있다. 식이섬유는 여성의 든든한 지원군이라는 사실을 기억하고 의식적으로 섭취하자.

19일째 : 오늘의 키워드는 식초와 허브

오늘의 목표는 염분 섭취를 줄이는 것이다. 염분 섭취를 줄여야 하는 이유는 몸이 붓는 것을 미연에 방지하기 위해서다. 붓기 해소 식품으로 우수한 것은 식초·허브·다시마나 버섯을 우려낸 국물이다. 이것들은 염분을 사용하지 않고도 감칠맛과 깊은 맛을 주는 훌륭한 조미료이다. 외식을 하는 경우에는 이들 세 가지를 사용한 메뉴를 선택하도록 하자. 식초음료를 마시고 염분이 많이 함유된 햄버거보다도 훈제구이를 선택하면 좋다. 소금이나 간장 대신 버섯이나 다시마 우린 국물을 사용한
요리에 도전해보자.

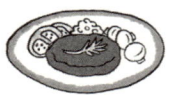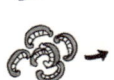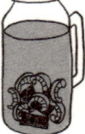

허브 맛이 진한 요리보다 허브를 사용한 메뉴를 선택한다. 음료는 허브티로.
우린 국물 말린 표고버섯이나 다시마를 물에 하룻밤 담가 두기만 해도 감칠맛 나는 국물을 얻을 수 있다.

20일째 : 운동화를 신고 걸어보자

평소 하이힐이나 앞코가 뾰족한 신발을 즐겨 신는 사람은 오늘 하루만이라도 운동화나 플랫슈즈를 신자. 하반신의 냉증을 예방하기 위해 운동화 신는 날을 정하면 매우 효과적이다. 특히 생리 전에는 심하게 몸이 붓기 때문에 이 시기에 하반신의 혈액순환을 개선해줄 필요가 있다. 또한 숙면할 수 있도록 오늘만큼은 평소 내리는 역보다 한 정거장 미리 내려 걸어보자. 엘리베이터나 에스컬레이터를 이용하기보다는 계단을 걸어보자. 운동화나 플랫슈즈라면 얼마든지 가볍게 걸을 수 있다. 적당한 피로감을 느끼면 숙면을 취할 수 있고 건강에도 좋다. 자, 오늘은 구두를 벗고 운동화로 갈아 신고 걸어보자. 적당한 피로감을 위하여!

21일째 : 카페인 감량을 선언하기

밤에 다량의 카페인을 섭취하면 교감신경을 흥분시켜 질 높은 수면을 방해한다. 또한 생리 전에 일어나는 생리전증후군(PMS)을 악화시키기도 한다. 오늘부터 커피나 홍차, 녹차 같은 카페인 음료의 섭취량을 줄이자. 카페인이 아예 없는 보리차나 허브티로 바꾸거나 우유가 들어간 커피음료보다는 두유 첨가 음료를 마셔 카페인의 섭취량을 줄여보자. 커피나 홍차를 마시지 않으면 안 되는 사람은 오전 중에만 마시도록 한다.

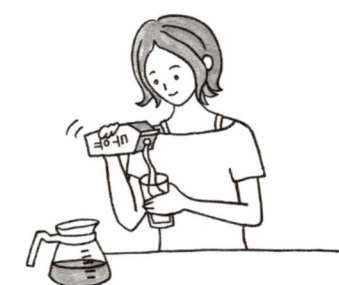

이소플라본 효과가 있는 두유를 섞은 음료로 마신다.

22일째 : 일주일간 설탕 금지령

슬슬 생리전증후군이 나타나기 시작한다. 오늘부터 앞으로 일주일 동안 설탕이 들어간 음식은 먹지 않는 것이 좋다. 초콜릿이나 생크림이 듬뿍 들어간 간식은 잠시 참자. 또한 트랜스 지방산이 많이 들어간 케이크나 쿠키도 금지한다! 왜냐하면 이 시기는 신경질적이라서 쉽게 짜증이 날 수 있기 때문이다. 다량의 설탕을 사용한 간식을 먹으면 혈당치가 급격히 상승하고 그 뒤에 급속히 떨어지는 상태를 초래한다. 이것이 더욱 짜증을 키울 가능성이 크다. 이 시기에는 조금 인내심을 발휘해보자.

23일째 : 칼퇴근 그리고 집에 틀어박히기

오늘은 일찌감치 일을 끝내고 정시에 퇴근하자! 오전 중에 이렇게 결심하고 약속이 생겨도 무리하지 않는 범위에서 거절하는 것이 좋다. 갑자기 잡힌 접대 약속이라면 어쩔 수 없지만 잔뜩 신경을 써야 하는 모임은 깔끔하게 거절하자. 모르는 사람과 만나는 자리나 미팅도 이번만큼은 다음으로 미루는 것이 좋다. 한 번 정도는 거절해도 무방하다. '오늘은 집에 일찍 들어간다'고 선언하자. 업무는 가능한 한 컨디션이 좋을 때 집중하고, 일단 오늘은 집에 일찍 들어가 혼자만의 시간을 갖자.

24일째 : 식욕이 당기면 채소를 마음껏 먹자!

여러 가지 음식이나 음료를 금지하면 오히려 식욕이 폭발하기도 한다. 그럴 때는 마음껏 먹어보자. 하지만 마음껏 먹어도 좋은 것은 채소와 과일뿐이다. 식욕을 억제할 수 없다면 일단은 채소를 마음껏 먹자. 생채소는 몸을 차게 하기 때문에 가볍게 물에 데치거나 기름에 살짝 볶은 채소를 먹자. 특히 당근이나 브로콜리, 콜리플라워는 익혀서 섭취하는 것이 좋다. 혹은 좋아하는 채소를 전골(샤브샤브)로 끓여먹어도 좋다. 채소라면 양껏 먹어도 문제가 되지 않는다.

25일째 : 좋아하는 향기와 함께 휴식을!

짜증이나 우울감이 심해지는 시기다. 집에서도 가능한 향기 요법을 시도해보자. 향기 요법이라 해서 반드시 아로마테라피만을 가리키지는 않는다. 어디까지나 자신이 좋아하는 향기로 긴장을 이완시키는 것이 중요하다. 향기는 기억과 직결되어 있다. 좋은 기억과 연결된 향기는 '기쁨'의 감각을 떠올리게 해 치유하는 효과가 있다. 첫사랑이던 학교 선배가 뿌렸던 향수, 어머니의 따스함을 느낄 수 있는 핸드크림 등 좋은 기억을 되살리는 향기를 이용해보자.

26일째 : 피부 관리에 필요한 것은 비타민 B와 비타민 C

얼굴에 트러블이 나타나기 시작하는 시기다. 먼저 식생활을 되돌아보자. 기름진 음식을 과잉섭취하고 있지는 않은지 점검해야 한다. 이 시기에는 피지 분비가 왕성하여 피부는 기름기로 번들거리기 쉽다. 그러나 피부 표면이 기름지더라도 피부 속은 오히려 수분이 부족한 사막과 같은 상태라는 점도 명심하자. 지방분 섭취는 삼가고 수분 보급(보습)이 필요하다. 피부의 신진대사를 촉진하는 비타민 B군과 피지 분비를 억제하고 활성산소를 물리치는 비타민 C의 섭취도 필수적이다. 건강보조식품으로 어느 정도 도움을 받을 수 있지만 두부나 채소, 과일을 먹는 등 기본적인 식사를 소홀히 해서는 안 된다.

27일째 : 컴퓨터와 휴대전화의 전원을 끈다

오늘 하루만큼은 문명의 이기에서 벗어나보자. 가장 좋은 방법은 휴대전화나 컴퓨터의 전원을 꺼놓는 것이다. 혹은 진동모드로 하여 눈에 띄지 않는 곳에 두는 방법도 좋다. 다음날 체크해보면, 의외로 부재중 전화나 문자메시지가 들어와 있지 않아 자신에게 그리 필요한 물건이 아니라는 사실을 깨닫기도 한다. 도저히 업무를 보는 데 없어서는 안 된다고 생각하는 사람은 오전 중에만 켜놓고 밤 7시 이후에는 꺼두는 것이 좋다.

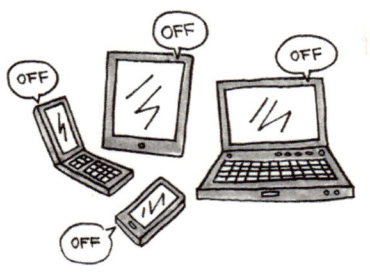

오늘만큼은 문명의 이기를 멀리하자! 전원 끄기.

28일째 : 마음껏 울고 감정의 디톡스를!

마지막인 오늘 하루는 마음껏 울어보자. 분해서 흘리는 눈물이 아니라 영화나 드라마, 소설을 보고 감동해 나오는 눈물이 좋다. 눈물을 흘림으로써 스트레스를 해소하고, 그동안 쌓였던 안 좋은 감정을 흘려보내는 효과를 얻을 수 있다. 어떤 분야라도 상관없다. 엉엉 소리 내어 눈물과 콧물로 범벅이 될 정도로 마음껏 울자.

한 달 동안 제대로 실천했는가?

약 한 달 동안의 'TO DO 리스트'를 실행해보니 어떤가? 스스로 조금이라도 호르몬 균형을 의식할 수 있었다면 성공이다. 어딘가 모르게 평소와 달리 몸이 가볍고 편안해졌을 것이다. 이상 증세가 있던 사람은 증상이 다소 완화되었을 것이다.

다음 생리 시작일부터 다시 시작해도 좋고, 스스로 무엇을 어떻게 하면 좋을지 감을 잡은 사람은 생활습관을 개선해보자. 이 리스트의 장점은 아주 사소한 것이라도 실행해보면 몸으로 실감할 수 있다는 것이다. 그리고 한 달간 꾸준히 실천하면 성취감을 맛볼 수 있다. 작고 사소한 변화도 매일 쌓이고 반복되면 큰 변화를 만들어낼 수 있다.

그래도 부족하다면 전문가의 도움을 받자

호르몬 균형을 정돈하는 데 기본이 되는 것은 생활습관 개선이다. 하지만 생리불순이나 생리통 같은 증상이 심해 일상생활에 지장이 초래되는 경우는 치료가 필요하다. 의료기관에서는 어떤 진찰과 치료가 이뤄지는지 살펴보자.

혈액검사나 타액검사로 호르몬 수치를 측정한다

혈액검사로는 여성호르몬의 에스트로겐이나 프로게스테론, 남성호르몬의 테스토스테론을 측정할 수 있다. 단, 생리주기에 따라 수치가 다르고, 검사기관이 채용하는 기준치도 제각기 다르다. 어디까지나 진찰을 위한 기준으로서 측정해야 한다. 검사결과는 약 일주일 뒤에 나온다.

증상이 발견되면 혈액검사는 보험이 적용되지만, 좀 더 정확한 수치를 측정하기 위해서는 타액검사를 해봐야 한다. 왜냐하면 혈액검사는 활성화된 호르몬, 결국 제대로 기능하는 호르몬과 그렇지 못한 호르몬 양쪽을 모두 측정하기 때문에 기준치 내의 수치가 나와도 실제로는 일하지 않는 호르몬까지 측정된다.

타액호르몬 검사의 경우에는 진짜로 일하는 호르몬의 수치만을 정확히 가려서 측정할 수 있다. 또한 스트레스 정도를 나타내는 코르티솔의 수치도 세밀하게 측정할 수 있다. 호르몬 수치를 측정하기 위해 기상 후 30분 이내의 타액을 전용 용기에 담아 보내면 일반적으로 약 3주 뒤에 결과가 나온다.

생리불순이 심각한 경우는 저용량 필이나 한방약을!
생리주기가 24일 이하 혹은 39일 이상인 경우를 생리불순이라고 진단한다. 이 상태가 6개월 이상 이어지면 저용량 필이나 한방약으로 치료하기를 권한다.
저용량 필은 호르몬제를 21일간 먹고 7일간 복용하지 않음으로써 생리를 불러온다. 정기적으로 생리를 불러오기 때문에 생리불순을 개선하는 데 적합한 약이다. 저용량 필은 하루 1정을 복용하기만 해도 손쉽게 호르몬을 제어할 수 있다. 원래 피임약이지만 그 외에도 생리통 경감이나 난소암 예방, 여드름 개선 등 여성에게 좋은 효능을 가지고 있다. 처방은 임신을 희망하지 않는 여성, 담배를 많이 피우지 않은 여성을 조건으로 하는데, 생리불순을 예방하는 데도 이용할 수 있다.

생리불순 외에 붓기나 냉증이 심한 사람은 체질개선을 위해 한방약을 먹어도 좋다. 증상만이 아니라 성격이나 체력 유무 등 체질에 맞춰 처방할 수 있다. 3~6개월 정도 복용하면 체질을 개선할 수 있다.

자율신경이 약해진 사람에게 효과적인 플라센타

플라센타란 포유류 동물의 태반을 가리킨다. 동물의 경우 새끼를 출산한 뒤에 반드시 어미가 태반을 먹는다. 태반에는 십여 종류의 아미노산을 비롯해 비타민이나 미네랄, 그 밖에도 생리활성작용이 강한 성장인자 등 놀라운 성분이 들어 있기 때문이다. 유감스럽지만 인간의 경우는 폐기하지만, 이 플라센타 제제는 여러 가지 질환을 개선하는 치료제로 이용된다. 자율신경이나 호르몬 균형의 조절, 원기회복이나 아름다운 피부, 혈액순환 개선이나 활성산소 제거 등 여러 가지 효과가 입증되어 있다. 주사나 건강보조식품 등 여러 가지 형태로 복용이 가능하다.

냉증이나 피로감이 극심한 사람에게는 오존요법

오존요법이란 약 100ml의 혈액을 채취하여 의료용 오존을 가한 뒤에 다시 체내로 돌려보내는 치료법이다. 채취할 때에 검붉은 색을 띠던 혈액이 오존을 가하면 선명한 붉은 색으로 변한다. 이 혈액이 세포의 활성화와 젊음을 촉진한다. 활성산소 제거법, 원기회복, 혈액순환 촉진 효능이 있고 안티에이징에도 효과가 있는 것으로 알려져 있다. 2주일에 한 번 간격으로 시술받으면 효과적이다.

호르몬 변화가 심한 사람에게 좋은 프로게스테론 크림

일본에서는 아직 허가받지 못했기 때문에 한정된 의료기관에서만 처방받을 수 있다. 하지만 천연 프로게스테론 크림은 효과적이다. 특히 배란 이후에 호르몬 변화로 고통 받는 사람에게 좋다. 배란 뒤부터 생리 직전까지 피부에 바르기만 하면 되기 때문에 사용법도 간단하다. 부작용도 거의 없는 가장 손쉬운 치료법이라 할 수 있다. 생리전증후군(PMS) 증상이 극심한 사람도 이 크림으로 확연히 증상을 경감시킬 수 있다.

지은이
마쓰무라 게이코(松村圭子)

히로시마 대학 의학부를 졸업한 부인과 전문의다. 히로시마 대학 병원에 근무하다가 현재 세이조 마쓰무라 클리닉 원장을 맡고 있다. 텔레비전, 잡지 등을 통해 여성들의 육체적, 정신적 건강을 위해 필요한 조언들을 대중적으로 풀어내고 있다.

옮긴이
박재현

상명대 일어일문학과를 졸업하고 일본으로 건너가 일본외국어전문학교 일한 통·번역학과를 졸업했다. 이후 일본도서 저작권 에이전트로 일했으며, 현재는 출판 기획 및 전문 번역가로 활동 중이다. 《자전거로 몸 만들기 4주 혁명》,《아침 30분》,《장이 살아야 내 몸이 산다》,《혈관이 살아야 내 몸이 산다》,《면역력이 살아야 내 몸이 산다》 등을 번역했다.

감수
김정환

울산에서 숲한의원과 르보아 산후조리원을 운영하면서 불임, 여성질환, 산전후 관리 등을 전문으로 진료하는 한의사이다. 질병만 보고 치료하는 것이 아니라 환자의 마음과 사람 그 자체를 살피고자 한다. MBC 의료포털 자문위원을 역임했고 대한한의생명공학회 한방 소아과·피부과 지도교수이며 한방부인과 연구회 회장을 맡고 있다.

우리집에 꼭 있어야 할 건강분야 베스트셀러!

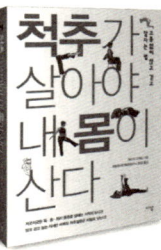

앉고 걷는 자세만 바꿔도 척추질환은 저절로 낫는다!

당신이 만약 만성적인 목, 어깨, 등, 허리 통증을 앓고 있다면 지금 당장 자세를 바꿔라! 이 책은 통증 없이 자연스러운 자세로 살아가는 사람들의 노하우를 바탕으로 고대 인류의 지혜를 찾아 집대성한 기념비적 저서다. 이 책은 수술이나 복잡한 운동법에 의존하지 않고 자세와 동작을 바꿈으로써 척추 건강을 개선하는 혁신적인 방법을 제시한다.

에스더 고케일 지음 | 최봉춘(세연통증클리닉) 옮김 | 값 17,000원

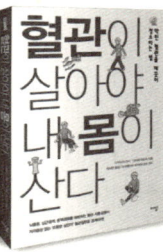

침묵의 살인자? 혈관질환을 경계하라!

고혈압, 당뇨, 고지혈, 흡연 등으로 인해 혈관 내에 찌꺼기가 쌓이면 혈관 벽이 단단해지고 두꺼워진다. 탄력을 잃은 혈관은 심근경색, 뇌졸중, 혈류장애와 같은 혈관질환을 유발하고 심해지면 죽음으로 이어질 수 있다. 지금 당장 혈관 나이를 점검하고 '젊은 혈관'으로 만드는 식이요법, 체조, 생활습관을 배워보자.

다카자와 겐지 지음 | 한경훈(제주 한국병원) 감수 | 값 12,000원

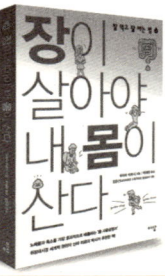

내 몸을 병들게 하는 노폐물, 24시간 안에 배출하라!

장 기능을 계속 무력화하는 생활습관, 건강하지 못한 음식물 섭취가 대장암, 변비, 치질을 유발하고 우리 몸에 꼭 필요한 영양의 흡수나 전달을 저해한다. 몸속에 들어온 음식물은 24시간 이내에 몸 밖으로 배출되는데 이 시간이 짧고 규칙적일수록 좋다. 이 책은 바쁜 현대인들에게 '잘 먹고 잘 싸는' 법을 알려줄 것이다.

무라타 히로시 지음 | 김은선(고려대의료원) 감수 | 값 12,000원

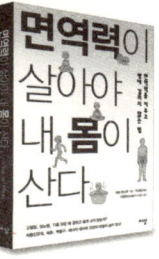

100살까지 건강하게 사는 비결! 과로·분노·근심을 멀리하라

건강은 어느날 갑자기 나빠지지 않는다. 잘못된 생활습관, 근심과 과로가 오랫동안 이어지면 면역력이 약해지고 병에 걸리는 것이다. 그렇다면 어떻게 해야 면역력을 강화할 수 있을까? 이 책은 자율신경계, 체온, 백혈구, 에너지대사를 통해 면역력 강화법을 소개한다. 고혈압, 당뇨병, 각종 암과 같은 질병의 해법은 면역력 안에 있다!

아보 토오루 지음 | 박용우(리셋클리닉 원장) 감수 | 값 13,000원

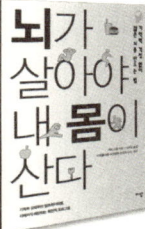

건망증과 기억력 감퇴는 알츠하이머·치매의 위험신호!

인간의 뇌는 20대부터 노화가 시작된다. 알츠하이머병이나 치매가 발병할 때쯤이면 환자의 뇌는 이미 손상된 상태다. 뇌의 노화는 자연스러운 현상이 아니라 질병이다! 이 책은 '젊고 쌩쌩한 뇌'를 만드는 법을 알려줄 것이다. 이 책이 제시하는 프로그램을 빨리 시작할수록 더 오래 젊고 건강한 뇌를 유지할 수 있다.

개리 스몰 지음 | 이재홍(서울아산병원) 감수 | 값 14,000원

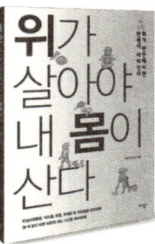

소화시간을 단축해야 위가 튼튼하고 편해진다!

위에 들어온 음식물은 대부분 2~6시간 이내에 위를 통과해야 한다. 제대로 씹지 않은 음식물, 밀가루 음식, 인스턴트식품 등이 오랫동안 위에서 정체되면 위는 과부하가 걸린다. 결국 속쓰림, 만성소화불량, 체증, 위염, 식도염, 위궤양 같은 온갖 위장질환들이 뒤따른다. 이 책은 바로 만성적인 소화불량에 시달리는 사람들을 위해 명쾌한 위 건강법을 제시한다.

이승후(위튼한의원) 지음 | 값 13,000원

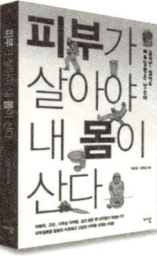

아토피·건선·습진·지루성피부염 같은 난치성 질환의 해법을 찾다!

병원에서 처방받는 스테로이드 연고는 일시적으로 피부의 염증을 가라앉혀줄 뿐이다! 피부질환을 극복하기 위해서는 스테로이드 연고에 의존하지 말고 보다 근본적인 해법을 찾아야 한다. 이 책은 원인이 명확하지 않은 난치성 피부질환의 해법을 제시한다.

박치영·유욱희 지음 | 값 14,500원

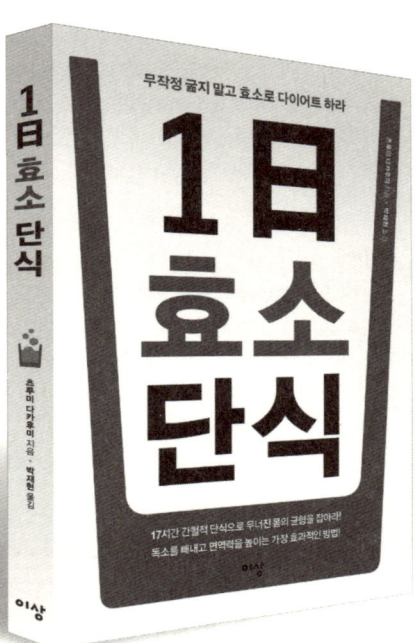

 무작정 굶지 말고 효소로 다이어트 하라

전날 밤 7시까지 저녁식사를 끝마치고 다음날 점심식사까지 17시간 동안 아무 것도 먹지 않으면 단식 효과를 낼 수 있다. 단식으로 위장이 쉬고 체내 효소의 소모를 막으며 장내환경이 강화되어 면역력도 높아진다. 비만과 동맥경화, 당뇨병, 고혈압 등으로 고통 받는 현대인들은 이제 '건강한 식사'의 패러다임을 바꿀 때가 됐다. 건강과 장수, 아름다운 몸매는 부족한 효소를 어떻게 채우느냐에 달려 있다.

츠루미 다카후미 지음 | 박재현 옮김 | 13,000원

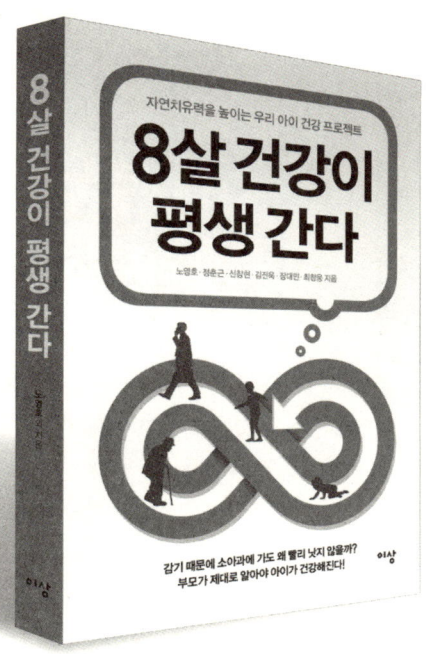

임산부와 아이를 키우는 부모들의 '어린이건강백과사전'!

이 책은 임산부와 어린 아이들을 둔 부모가 반드시 읽어야 할 '어린이건강백과사전'이다. 감기나 비염, 기침 같은 질환부터 아토피성 피부염, 복통과 설사 등 소화기질환, 소변과 수면 관련 문제들, 허약체질, 비만과 성장에 이르기까지 아이를 건강하게 키우는 데 필요한 모든 내용들을 담고 있다. 보약이나 한약, 홍삼 같은 건강기능식품의 효능과 적절한 복용법, 한의원과 한약에 대한 궁금증에 대해서도 속 시원하게 답한다.

노영호 · 정춘근 · 신창현 · 김진욱 · 장대민 · 최창웅 지음 | 값 14,800원

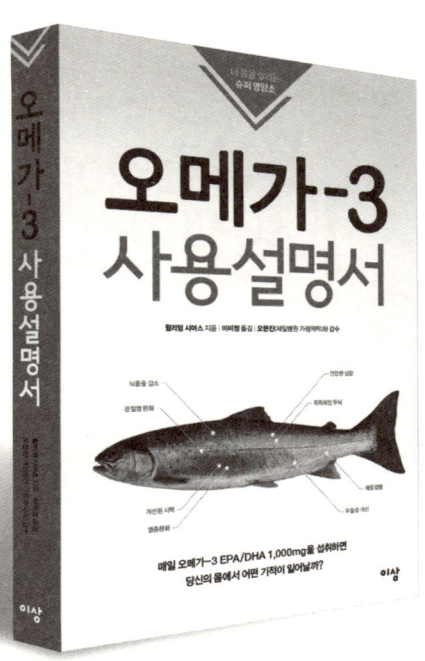

 자연에서 발견한 가장 위대한 영양소, 오메가-3!

오메가-3는 심장과 혈관, 두뇌와 중추신경계, 피부, 눈, 면역체계, 관절 등에서 각종 질병을 예방하고 치유한다. 오메가-3를 가장 많이 섭취하는 문화권 사람들이 가장 오래 살고 건강하며 똑똑한 두뇌를 유지한다는 사실을 기억하라! 노년의 건강과 가족의 행복을 위해서는 퇴직연금처럼 매일 오메가-3 EPA/DHA 1,000밀리그램을 투자하는 것이야말로 가장 현명한 선택이다.

윌리엄 시어스 지음 | 오한진 감수 | 값 14,800원